Kyra und Sascha Kauffmann

KLAR IM KOPF STATT NEBEL IM HIRN

Kyra und Sascha Kauffmann

KLAR IM KOPF STATT NEBEL IM HIRN

Was wir über unsere Gene wissen sollten,
um unser Gehirn zu retten

Alles Wichtige zu MTHFR, COMT,
MAO-A, APOE und BDNF

VAK Verlags GmbH
Kirchzarten bei Freiburg

Haftungsausschluss

Dieses Buch ist in erster Linie für Lernzwecke gedacht. Es soll kein Ersatz für eine individuelle medizinische Beratung sein. Wenn Sie einen medizinischen Rat einholen möchten, konsultieren Sie bitte einen qualifizierten Arzt oder Heilpraktiker.

Die Autoren und der Verlag übernehmen keine Haftung für Verbesserungen oder Verschlechterungen Ihres Gesundheitszustandes oder für sonstige Personen-, Sach- oder Vermögensschäden.

Hinweis

Um die Lesbarkeit nicht zu stören, verwenden wir geschlechtsspezifische Bezeichnungen wie Arzt, Heilpraktiker, Forscher etc. teilweise nur in der männlichen Form. Wir beziehen in diesen Fällen selbstverständlich immer auch andere Geschlechter mit ein.

Bibliografische Information der Deutschen Nationalbibliothek
Die Deutsche Nationalbibliothek verzeichnet diese Publikation in der Deutschen Nationalbibliografie; detaillierte bibliografische Daten sind im Internet über http://dnb.d-nb.de abrufbar.

VAK Verlags GmbH
Eschbachstr. 5
79199 Kirchzarten
Deutschland
www.vakverlag.de

Lektorat und Korrektorat: Gina Janosch, Freiburg
Produktion: Schmieder Media GmbH
Umschlagdesign: Kathrin Steigerwald
Layout: Richard Kiefer
Satz: de·te·pe, Aalen
Druck: mediaprint solutions GmbH, Paderborn
Printed in Germany
ISBN 978-3-86731-248-6

INHALT

WARUM DIESES BUCH?

Liebe Leserin, lieber Leser!

Wir alle wünschen uns einen klaren Kopf, ein ausgeprägtes Gedächtnis, Kreativität, Fokus, Motivation und natürlich auch Nerven wie Drahtseile. Warum scheint es dem einen in die Wiege gelegt worden zu sein, immer entspannt und fokussiert zu bleiben, und der andere gerät bereits bei leichten Alltagsbelastungen aus der geistigen Fassung?

Wenn Sie bislang zu diesen »anderen« gehört haben und bereits so einiges – ohne nachhaltigen Erfolg – unternommen haben, um klarer im Kopf zu sein, dann sollten Sie fünf Ihrer Gene etwas genauer betrachten:

- MTHFR
- COMT
- MAO-A
- BDNF
- APOE

Wir nennen sie auch die »Big 5«, denn sie prägen ganz entscheidend, wie geistig fit und rege Sie – unabhängig vom Alter! – sind. Wir alle besitzen jeweils zwei Exemplare dieser Gene, geerbt vom Vater und von der Mutter. Allerdings kommen gerade bei diesen Erbanlagen besonders häufig Polymorphismen (Normabweichungen) vor, die uns – je nach Ausprägung – den Alltag erschweren können.

Das muss Sie nicht erschrecken – im Gegenteil! Denn: Die Erkenntnisse aus der Gen- und Epigenom-Forschung der letzten Jahre haben ganz klar zeigen können: Wir sind nicht die Opfer unserer Gene, sondern wir können gezielt Einfluss nehmen. Dieses neue Wissen gibt uns allen einen viel größeren Rahmen als jemals zuvor, um für unsere geistige Gesundheit zu sorgen.

Für dieses Buch haben wir intensiv recherchiert, um Ihnen den aktuellen Stand der Wissenschaft nahezubringen. Dazu haben wir uns mit vielen Forschern unterhalten, von denen die meisten hier auch direkt zu Wort kommen.

Nun wünschen wir Ihnen viel Freude beim Lesen, viele neue Erkenntnisse und vor allem Erfolg bei der Umsetzung des neuen Wissens.

Kyra und Sascha Kauffmann

GENETIK, EPIGENETIK UND MUTATIONEN – WICHTIGE GRUNDLAGEN

Falls Ihr Biologieunterricht bereits einige Jahre zurückliegt und Begriffe wie Chromosomen, DNA und Genom nicht mehr ganz so präsent in Ihrem Alltag sind wie noch zu Schulzeiten, nutzen Sie hier die Chance, sich auf den nächsten Seiten einen Überblick über die Grundlagen (wirklich nur die Grundlagen!) der Genetik, Epigenetik und den aktuellen Forschungsstand zu verschaffen. Denn diese Informationen benötigen Sie, um Ihre Gene und damit Ihren eigenen Bauplan besser verstehen zu können. Wir versprechen: Es wird sicherlich spannender als in Ihrer Schulzeit.

Stroh im Kopf und Brain Fog? – Vermutlich sind es Ihre Gene!

»Ich kann mir die Namen meiner Stammkunden nicht mehr merken, verlege ständig mein Handy und vergesse wichtige Termine. Am Anfang dachte ich noch, ich sei einfach etwas schusselig geworden, aber mittlerweile belastet es meinen Alltag.« Elena, 48 Jahre

»Ich habe in letzter Zeit bemerkt, dass ich mich nur noch sehr schwer konzentrieren kann. Ich muss mich im Job sehr zusammennehmen, um keine schwerwiegenden Fehler zu machen.« Timo, 45 Jahre

»Ich habe das Gefühl, dass ich mich nicht mehr auf meinen Kopf verlassen kann. Ich brauche zunehmend Notizzettel, um Termine und Erledigungen nicht zu vergessen. Das bin ich nicht gewohnt. Es macht mir ehrlich gesagt Angst.« Andreas, 53 Jahre

Was unsere Patienten hier beschreiben, sind keine Zustände, die einem Neurologen im Allgemeinen Anlass zur Sorge und weiterer Diagnostik bereiten würden. Aber wer plötzlich merkt, dass sein Gedächtnis ihn im Alltag immer häufiger im Stich lässt, macht sich Sorgen. Zu Recht. Würden unsere Beine uns ständig wegbrechen, wären wir ja schließlich auch alarmiert. In einer Zeit, in der in Ausbildung und Beruf ständig geistige Hochleistung und absolute Konzentration gefordert werden, ist das Gefühl, sich auf sein Gehirn nicht mehr verlassen zu können, beängstigend.

Wir wollen nicht nur körperlich fit und leistungsfähig sein (und auch so aussehen), sondern auch geistig mithalten können. Nicht ohne Grund nimmt der Konsum von »Smart Drugs« wie Modafinil, Adrafinil und anderen Psychostimulanzien in den letzten Jahren massiv zu. Auch das ADHS-Medikament Methylphenidat (Ritalin®) wird heute legal und auch illegal (das Darknet macht es möglich!) für bessere Leistung missbraucht. Hirndoping oder in der Fachsprache »Kognitives Enhancement« wird aus Angst um Verlust von Karrierechancen unter Schülern, Studenten und vielen Berufstätigen immer salonfähiger.

Aber wie nennt man diesen Zustand von geistiger Leistungsschwäche? Der Volksmund hat schon längst einen passenden Begriff geprägt: »Hirnnebel« bzw. »Brain Fog«. Seit er es im Zusammenhang mit Long Covid sogar in wissenschaftliche Fachmagazine und die Ärztezeitung geschafft hat, ist er im Mainstream und in den Arztpraxen angekommen. In der wissenschaftlichen Datenbank MEDLINE gibt es dazu inzwischen über 500 Einträge – unabhängig von Long Covid übrigens.

Wer von »Brain Fog« spricht, meint eigentlich:

- die Unfähigkeit, klar zu denken
- Konzentrationsstörungen
- Unfähigkeit, sich zu entscheiden
- wirre Gedanken

- Unfähigkeit, sich zu organisieren
- langsames Denken
- Gedankenkreisen
- Gedächtnisstörungen
- Kopfdruck

Im Laufe dieses Buches werden wir der Einfachheit halber den Begriff »Brain Fog« benutzen, um uns auf diesen Symptomenkomplex zu beziehen.

Menschen, die in unsere Praxis kommen, haben in der Regel schon viel (aus-)probiert:

- diverse Vitamine, Mineralien, Spurenelemente
- Entgiftung
- Entspannung
- Heilkräuter
- Heilpilze
- Akupunktur
- Hormone
- allopathische (schulmedizinische) Medikamente

Oft hat das eine oder andere auch vorübergehend Wirkung gezeigt. Aber eine dauerhafte Besserung konnte oft nur erzielt werden, wenn wir uns bei immer wiederkehrenden Beschwerden wie Konzentrationsstörungen ganz gezielt die dazu passenden Gene angesehen und die Therapie an diesen ausgerichtet haben.

Ein Beispiel: Das MAO-A-Gen enthält den Bauplan für ein Enzym, das unsere wichtigen Neurotransmitter abbaut, die für Konzentration, Gedächtnis und Fokus zuständig sind. Wenn ich ein sehr schnelles MAO-A-Gen habe, das dafür sorgt, dass meine Neurotransmitter immer viermal schneller sinken als bei einem Menschen mit normalem Gen, dann hilft es mir zu verstehen, warum ich typische Mangel-Symptome immer und immer wieder entwickele.

Das Wissen um die eigenen Gene ist oft schon deswegen hilfreich, weil daraus ein Verständnis für sich selbst wachsen kann. Wenn wir jetzt noch die richtigen Werkzeuge haben, um die Auswirkungen eines schnellen MAO-A-Gens zu verringern (die gibt es nämlich!), dann haben wir einen wirklich ursachenbezogenen Ansatz, um wieder zu mehr Gedächtnis- und Konzentrationsleistung zu gelangen.

Die Kenntnis der Ursachen ist letztendlich immer der Schlüssel zur Heilung. Alles andere ist nur die Behandlung von Symptomen.

Fakt ist: Ihre Gene haben einen großen Anteil daran, wie geistig fit und leistungsfähig Sie sind. Daher ist es wichtig, sich mit ihnen zu beschäftigen.

Ihr Genom – (k)ein Buch mit sieben Siegeln

»Gene verschlüsseln keine Geheimnisse, sondern offenbaren sie.«

Hans-Jürgen Quadbeck-Seeger, Deutscher Chemiker

Erinnern Sie sich noch an die Mendel'schen Regeln? Wir alle mussten sie seinerzeit im Biologieunterricht pauken. Es waren die ersten wissenschaftlich-fundierten Gesetze der Genetik, die der Augustinermönch Gregor Mendel im 19. Jahrhundert aufstellte. Er konnte anhand von Kreuzungsversuchen mit verschiedenen Pflanzen – und später auch mit Bienen – belegen, dass bestimmte äußerliche Merkmale vererbt werden. Eine Erkenntnis, die zu seinen Lebzeiten von den Wissenschaftlern allerdings nicht verstanden, sondern sogar verspottet wurde, und erst nach seinem Tod Beachtung fand.

Wir Schüler verstanden die Regeln häufig auch nicht und vor allem, was interessierten uns denn schon die Gene? Sie galten zu der Zeit, als wir in den 1980er-Jahren die Schulbank drückten, als der Ort unserer unveränderlichen Erbanlagen und waren für uns so spannend wie die binomischen Formeln. Dabei war erst 30 Jahre zuvor – im Jahre 1953 – durch die Wissenschaftler James Watson, Francis Crick und – oft vergessen – Rosalind Franklin die Doppelhelix der DNA beschrieben worden. Das erste Gen überhaupt, nämlich des winzigen Darmbakteriums Escherichia coli, wurde im Jahr 1969 isoliert. Viel mehr war zu dieser Zeit noch nicht bekannt bzw. konnte der Biolehrer somit auch nicht vermitteln. Andere Themen im Biounterricht waren da schon viel spannender, vor allem wenn es um das andere Geschlecht ging.

Unsere Gene enthalten den Bauplan für jede einzelne Körperzelle. In ihnen stecken die Informationen über Ihre Augenfarbe, Ihre Hautfarbe, Ihre Körpergröße, Ihre Haardichte. So weit klar. Gene sind mikroskopisch klein. Alle Gene zusammen bilden das Genom. Dieses ist in 23 Chromosomenpaaren und zusätzlich zwei Geschlechtschromosomen (XX oder XY) angeordnet. In ihrer typischen Kreuzform liegen sie nur dann vor, wenn die Zelle in die Zellteilung geht, bei der sich die DNA verdoppelt. Ansonsten liegen Chromosomen in winzigen Chromatin-Fäden frei im Zellkern.

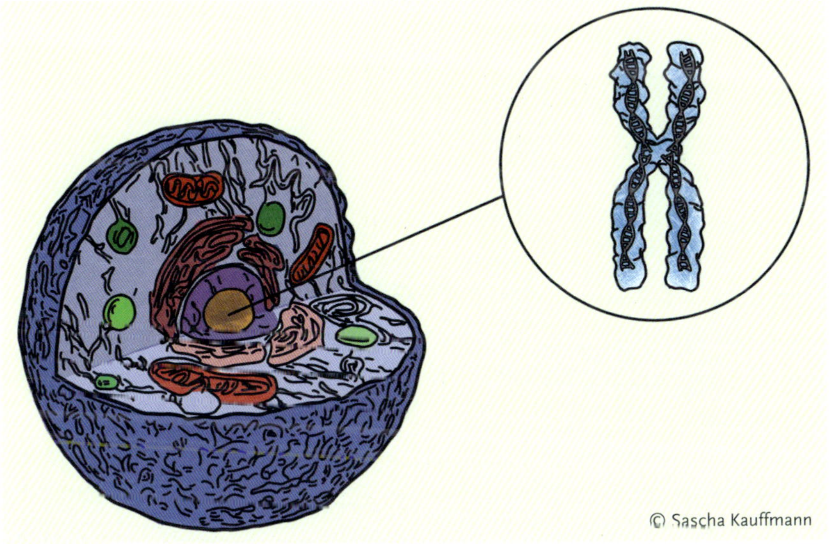

Ein Chromosom in typischer Kreuzform

Kennen Sie den Film GATTACA mit Ethan Hawke und Jude Law? Er beschrieb vor 25 Jahren ein düsteres Szenario in einer Zeit, in der die Menschheit in der Lage sein würde, das menschliche Erbgut komplett zu entschlüsseln, und in der dieses Wissen zur Selektion missbraucht würde. Das Akronym GATTACA steht hier für die vier Grundbausteine unserer DNA: die Basen Adenin (A), Cytosin (C), Guanin (G) und Thymin (T).

Diese vier chemischen Substanzen haben unvorstellbare Macht. Sie sind die Basen unseres Lebens. Im berühmten DNA-Modell von Francis Crick und James Watson sind die Basen die Sprossen der Leiter. Die Holme bestehen aus der Abfolge der Desoxyribose und der Phosphatgruppe der einzelnen Nucleotide. Sie bilden zusammen das »Rückgrat« der DNA.

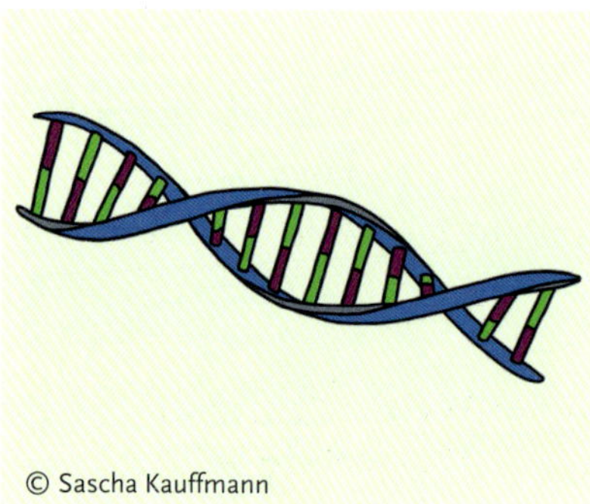

Die Doppelhelix der DNA

Nach dem »Prinzip der komplementären Basenpaarungen« bestimmt die Reihenfolge der Basen in der einen Kette die Abfolge der Basen der zweiten Kette. Die »DNA-Leiter« windet sich schraubenformig um eine gemeinsame gedachte Achse wie eine Wendeltreppe. So entsteht die bekannte Doppelhelix-Struktur.

Fehler im Bauplan: Mutationen und SNPs

Der Bauplan unserer Zellen liegt gut geschützt im Zellkern. Immer dann, wenn im Körper etwas Neues geschaffen oder auch repariert werden soll, wird der Bauplan im Zellkern abgelesen, wofür eine Kopie in das Zellinnere transportiert wird. Erst im Zellinneren wird der Bauplan in kleinen Eiweißfabriken, den Ribosomen, abgelesen und Aminosäuren zu Eiweißen zusammengesetzt.

Leider können bei diesem Prozess Fehler passieren, die sich dann in einem veränderten Protein niederschlagen. Vergleichen Sie es am besten mit einem Bauplan für einen Schrank: Wenn der Plan einen Fehler enthält, kann es sein, dass dieser kaum einen Einfluss auf die Statik des Schrankes hat. Im schlimmsten Fall kann der Schrank aber gar nicht erst aufgebaut werden.

Auch bei der *Zellteilung* können Fehler passieren. Bei diesem Prozess wird der Bauplan, die DNA, verdoppelt. Und letztendlich können Schädigungen unserer DNA auch durch äußere Einflüsse, z. B. Strahlenbelastung, auftreten.

Änderungen der DNA werden als Mutationen bezeichnet. Jeder von uns hat Mutationen in seinem Erbgut, aber viele davon sind »still« und haben keine Auswirkungen auf uns oder unsere Gesundheit.

Ob und wie stark sich ein Fehler in der DNA tatsächlich auswirkt, ist davon abhängig, ob ein Gen-Abschnitt mit einem fehlerhaften Bauplan von beiden Eltern (homozygot) oder nur von einem Elternteil (heterozygot) weitervererbt wurde. Eine homozygote Mutation hat häufig gravierendere Auswirkungen, da es keinen Ausgleich durch das gesunde Gen gibt. Im Zusammenhang mit unseren »Big 5« sprechen wir von einem Einzelnukleotid-Polymorphismus bzw. Single Nucleotide Polymorphisms, SNP (ausgesprochen: »Snip«).

Hierbei handelt es um einen Fehler in der DNA, der durch die Variation eine der Basen (Nukleotide) entstanden ist. Beispielsweise wird statt der Base Cytosin die Base Tyramin verwendet. Dies ist dann ein komplett anderer Plan, der zu einer anderen Aminosäure führt und somit die Proteinstruktur verändert. Einige SNPs kommen in bestimmten Bevölkerungsgruppen sehr häufig vor (daher »*Poly*morphismus«) und können weitervererbt werden.

Gene sind kein Schicksal – wie Sie SNPs ein Schnippchen schlagen

Das menschliche Genom ist weitestgehend entschlüsselt. Wir wissen nun sehr viel mehr über die einzelnen Gene und können diese ganz bestimmten Krankheiten bzw. Krankheitsdispositionen zuordnen. Aber hatten wir uns nicht eigentlich mehr erhofft? Zumindest eine Lösung für die vielen schweren, bislang unheilbaren Erkrankungen? Diese Hoffnung wurde ein wenig enttäuscht, denn es stellte sich heraus, dass unsere Gene gar nicht alleine »regieren« und über das Wohl und Wehe unserer Gesundheit entscheiden. Es gibt einen mächtigen Mitspieler, der letztendlich über Gesundheit und Krankheit mitbestimmt – das Epigenom.

Wir werden »über unser Genom hinaus« geprägt, darum geht es in der »Epi-genetik«. Unsere Gene sind zwar in einer festen Reihenfolge von Nukleotiden angeordnet, sozusagen wie in Stein gemeißelt, aber nicht jedes Gen ist gleich aktiv. Unsere sogenannte »Gen-Expression« ist variabel. Die Epigenetik versucht wissenschaftlich zu erklären, wie unser Lebensstil, Stress, Traumata, Ernährung, Sport sowie Schadstoffe auf die Gen-Aktivität einwirken. Diese Faktoren können Gene an- und auch ausschalten.

In unserem Freundeskreis gibt es ein eineiiges Zwillingspaar. Auf Kinderbildern waren sie nicht zu unterscheiden. Jeder hat die beiden verwechselt. Die Ähnlichkeit wurde im Laufe der Zeit immer weniger. Jetzt, in ihrem sechsten Lebensjahrzehnt, sehen sie noch nicht einmal mehr wie Geschwister aus, obwohl ihre DNA zu 100 Prozent identisch ist. So zeigt sich die Macht der Epigenetik.

Ein weiteres bekanntes Beispiel aus der Epigenetik-Forschung ist die Rotterdam-Studie. Im Winter des Jahres 1944/45 gab es in den Niederlanden eine große Hungersnot. Viele Frauen brachten untergewichtige Kinder zur Welt. Forscher konnten später an den mittlerweile Erwachsenen Veränderungen im Epigenom finden, die häufiger zu Krankheiten wie Diabetes und Übergewicht führten. Die Wissenschaftler vermuten, dass die epigenetische Prägung während der Schwangerschaft die Gen-Expression bei diesen Kindern entsprechend verändert hatte.

Die Wissenschaft der Epigenetik steckt noch in den Kinderschuhen. Aber die bisherigen Forschungsergebnisse zeigen, dass wir vermeintlich schlechte Gene – unabhängig von den Big 5 – nicht als unser Los hinnehmen müssen, sondern unser Schicksal zu großen Teilen selbst in der Hand haben. Über dieses Thema haben wir uns mit dem Molekularbiologen Dr. Jens Pohl unterhalten.

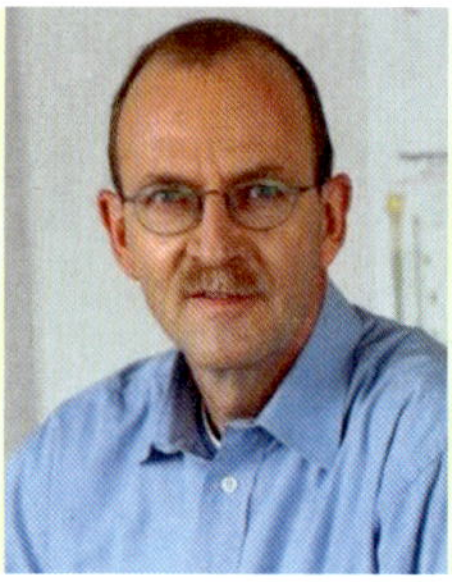

Interview mit dem Biologen Dr. Jens Pohl

Sie sind mehr als Ihre Gene!

Dr. Jens Pohl promovierte am Deutschen Krebsforschungszentrum in Heidelberg über den Einfluss von Krebs-Genen auf das Metastasierungsverhalten von Tumorzellen. Danach forschte er mehrere Jahre in den USA. Er hat 20 Jahre als Geschäftsführer verschiedene Biotechnik-Firmen in Heidelberg geleitet und besitzt ein breites Wissen im Bereich der klinischen Forschung. Heute leitet er mit seiner Frau eine Naturheilpraxis in Forst.

Herr Dr. Pohl, was ist eigentlich unser Genom genau?

Dr. Jens Pohl: Unsere Körperzellen werden nach einem Bauplan aufgebaut. Dieser Bauplan befindet sich auf den Chromosomen innerhalb des Zellkerns in unseren Zellen. Ähnlich wie in einem Buch der Text in Buchstaben verfasst wird, ist die Bauanleitung für unsere Eiweiße in einem Molekül-Code geschrieben. Im Gegensatz zu unserem Alphabet mit 26 Buchstaben umfasst dieser Molekül-Code nur vier Buchstaben: A, T, G und C.

Eine bestimmte Abfolge dieser vier Buchstaben ergibt einen Text, der ganz spezifisch die Bauanleitung für ein Eiweiß wiedergibt. Vereinfacht kann man sagen, dass unsere Körperzellen etwa 20.000 verschiedene Gene enthalten, was den Bauplänen für etwa 20.000 Proteinen entspricht. Der »Text« für ein Protein ist im Schnitt wenige Tausend Buchstaben lang.

Diese Gene sind bei uns auf zwei Sätze von je 23 Chromosomen verteilt, wobei ein Satz von der Mutter und einer vom Vater kommt, insgesamt also 46 Chromosomen. Vergleicht man ein Gen mit einer Bauanleitung in einem Buch, kann man sich die Chromosomen als Bücherschrank vorstellen, in dem jeweils etwa 1000 Bücher stehen. Jede Körperzelle hat in ihrem Zellkern nun jeweils die komplette Bibliothek. Wenn sich Zellen teilen, wird die gesamte Bibliothek kopiert. Nach der Teilung hat jede Körperzelle eine komplette Bibliothek mit allen Büchern.

Körperzellen unterscheiden sich jedoch voneinander. Eine Gehirnzelle benötigt für ihren Stoffwechsel andere Eiweiße als eine Herz- oder Leberzelle. Die Individualität einer Zelle wird dadurch bestimmt, welche Baupläne abgelesen werden. In einer Leberzelle werden nur einige Hundert bis wenige Tausend Baupläne für Eiweiße abgelesen. Davon können einige identisch sein mit anderen Zelltypen, aber einige sind auch spezifisch nur für Leberzellen. So ist es mit jedem Gewebe, so dass man anhand des Eiweißmusters genau feststellen kann, was für ein Zelltyp es ist.

Wie entscheidet eine Zelle nun, welche Bücher gelesen werden und welche nicht? Schon sehr früh hat man festgestellt, dass auf unseren Chromosomen nicht nur der Text für Bauanleitungen steht, sondern auch Text, der keine Bauanleitung darstellt. Und nachdem man vor einigen Jahren den kompletten Bauplan des Menschen ermittelt hatte, hat man festgestellt, dass der Anteil des Textes, der keine Baupläne beinhaltet, mehr als 90 Prozent ausmacht. Aus ökonomischer Sicht ist das Unsinn und jahrelang hat man diese Bestandteile des Erbguts als »Müll« (Engl. »Junk-DNA«) bezeichnet. Da die Natur sich aber langfristig nicht den Luxus erlaubt, Müll zu produzieren, müssen diese Sequenzen auf unserem Erbgut doch eine Rolle spielen.

Mittlerweile ist man der Lösung dieses Rätsels nähergekommen. Diese Sequenzen sind dafür da, zu entscheiden, welches »Buch« bzw. Gen in welcher Körperzelle abgelesen wird, um welches Eiweiß zu produzieren. Zellen haben spezifische Eiweiße, die an das Erbgut binden können. Einige dieser Eiweiße erkennen den Anfang eines Bauplans (= Gen), lesen den Plan ab und kopieren die Information.

Damit diese an das Gen bindenden Eiweiße an das Erbgut herankommen können, müssen die Abschnitte gut zugänglich sein. Umgekehrt müssen in einer Zelle die Abschnitte, die nicht abgelesen werden sollen, »versteckt« werden, damit keine Ablese-Proteine herankommen können. Dazu dienen nun die über 90 Prozent des Erbguts, auf denen keine Eiweiß-Information steht. Diese Sequenzen werden auch »nicht-kodierend« genannt. Sie werden um spezielle Proteine gewickelt, die Histone heißen. Wie in einem Wollknäuel können dann bindende Proteine an so geschützte Abschnitte nicht mehr heran. Wenn eine Sequenz abgelesen werden soll, wird sie von den Histonen abgewickelt, bis sie frei zugänglich ist; soll sie nicht abgelesen werden, wird sie um Histone gewickelt und verborgen.

Individuelle Gewebe unterscheiden sich daher nicht durch unterschiedliche Inhalte der Bibliothek, sondern in deren Verfügbarkeit. In Körperzellen werden einige Bücher weggesperrt, andere sind frei zugänglich. Damit unser Erbgut an die Histone binden kann, wird es chemisch verändert. Bereiche, die an Histone binden sollen, werden mit speziellen Anhängen versehen. Sie werden z. B. methyliert, d. h. es werden Methylgruppen daran gehängt. Diese Methylgruppen werden durch spezielle Methyltransferasen (z. B. die MTHFR) gekoppelt. Das verändert das Verhalten gegenüber den Histonen. Daher hat eine Leberzelle ein anderes Methylierungsmuster als eine Gehirnzelle.

Herr Dr. Pohl, jetzt haben wir eine Ahnung von unserem Genom. Aber was genau ist das Epigenom?

Dr. Jens Pohl: Unsere Chromosomen stellen Informationen zur Verfügung. Die Bibliothek selbst wird auch als »Genom« bezeichnet. Welche

Gene tatsächlich zugänglich sind, also die dreidimensionale Zugänglichkeit innerhalb der Bibliothek, kann man als »Epigenom« bezeichnen.

Unsere erste Körperzelle entsteht, wenn bei der Befruchtung eine Samenzelle mit einer Eizelle verschmilzt. Sie kann tatsächlich noch alle Bücher lesen. Doch im Laufe der Differenzierung wird der Zugang zu mehr und mehr Büchern unterbunden. Es wird in jedem Zelltyp nur das abgelesen, was diese spezielle Zellart braucht und ausmacht.

Diese Einschränkung in der Zugänglichkeit zur Bibliothek ist sehr wichtig, weil sie sicherstellt, dass sich eine Zelle innerhalb der Leber wie eine Leberzelle, aber nicht wie eine Herzzelle verhält. Theoretisch könnte sie auch Herz-spezifische Eiweiße herstellen, da in ihr auch die Bauanleitungen dafür vorliegen.

Solche Umstände können insbesondere Chemikalien und Strahlung sein. Dadurch können Gene eingeschaltet werden, die in einer solchen Zelle die Teilungsfähigkeit aktivieren. Das wiederum kann dann in mehreren Schritten bis hin zu einem Tumorwachstum führen. Krebs ist somit in den meisten Fällen das Öffnen von verbotenen Büchern, also eine Aktivierung von eigentlich inaktivierten Genen. Das ist nun oft das Problem bei der Entstehung von Krankheiten, insbesondere bei der Entstehung von Krebs. Durch Fehler bei der Methylierung können dann Gene abgelesen oder blockiert werden, die in einer speziellen Gewebeart eben nicht abgelesen oder blockiert werden sollen. Das ist insbesondere bei Krebs eine Gefahr: Eine Leberzelle, die eigentlich fest im Lebergewebe sitzen, sich nicht teilen und nur ihren Job als Leberzelle ausüben sollte, kann durch äußere Umstände ihr so genanntes Methylierungsmuster verändern.

»Methylierung« – diesen Begriff liest man immer im Zusammenhang mit dem Epigenom. Was genau verbirgt sich genau dahinter?

Dr. Jens Pohl: Die Methylierung wird durch bestimmte Enzyme, die Methyltransferasen, durchgeführt. Da wir von Vater und Mutter jeweils einen Satz an Chromosomen erhalten, haben wir prinzipiell für jedes Gen eine Version vom Vater und eine von der Mutter. Da der Text, in dem auch die Bauanleitungen für unsere Methyltransferasen geschrieben sind, einige Tausend Buchstaben lang ist, kann es im Laufe der Zeit vorkommen, dass sich beim Kopieren während der Zellteilung oder durch äußere Umstände wie bei Tippfehlern leichte Änderungen einschleichen. Diese können u. a. die Aktivität einzelner Eiweiße beeinflussen.

Es kann sein, dass die Aktivität danach sogar komplett verlorengeht, sie kann aber auch nur prozentual eingeschränkt sein. Das kann zur Folge haben, dass man zum Beispiel vom Vater eine nicht funktionierende, von der Mutter aber eine sehr gut funktionierende Bauanleitung für ein Enzym erbt. Wenn man Glück hat, reicht die Aktivität des vom Bauplan der Mutter abgelesenen Enzyms aus, um gesund zu sein. Es kann aber auch sein, dass man Einschränkungen im Leben hat. Tatsächlich gibt es für viele Gene Konstellationen zwischen einem optimalen und einem nicht so optimalen Zustand. Das alleine schon durch das Genom, auf das wir nun einmal keinen Einfluss haben.

Es gibt aber dann noch eine zusätzliche Komponente: Auch völlig intakte Gene können falsch methyliert sein. Dann können sie evtl. blockiert sein, obwohl sie frei zugänglich sein sollten, oder frei zugänglich sein, obwohl sie blockiert sein sollten.

Die Methylierungen können nun tatsächlich durch unsere Lebensweise mit beeinflusst werden. Zellgifte können hier eine Rolle spielen, aber auch unsere Ernährung. Irgendwo müssen schließlich ja auch die Methylgruppen herkommen, die an das Erbgut gehängt werden. Und dann werden diese Methyltransferasen wiederum in ihrer Aktivität von speziellen Co-Faktoren und Vitaminen beeinflusst, insbesondere den B-Vitaminen. Es gibt viele weitere Faktoren, die unsere Methylierungsfähigkeit und damit die Gen-Regulation beeinflussen können.

Haben wir einen gewissen Einfluss auf unsere Gene und sind nicht unbedingt den Krankheiten unserer Vorfahren ausgeliefert? Ich selber z.B. komme aus einer Familie mit familiärem Brustkrebs und bin APOE4-Gen-Trägerin. Schlechte Karten einerseits, aber wenn man um seine genetische Ausstattung weiß, kann man doch handeln. Wo liegen die Grenzen unseres Handelns?

Dr. Jens Pohl: Unlängst wurde sogar bewiesen, dass wir nicht nur unser Genom, sondern sogar unser Epigenom vererben können. Das Verhalten oder die Lebensumstände der Mutter können also das Methylierungsmuster bis hin zu den Eizellen verändern. Und dieses kann dann an die nächste Generation weitergegeben werden. Ein Extrembeispiel ist dabei das Hungern in einer Notsituation – dies kann zu einer Veränderung des Ablesens der Gene führen, die sich dann noch in der nächsten Generation wiederfinden lässt.

Wie schon erwähnt: Die geerbten Gene selbst kann man heute noch nicht ändern. Man kann von den Eltern Gene erben, die in engem Zusammenhang mit einer Erkrankung stehen. Leicht veränderte Eiweiße können durch die veränderte Aktivität im Laufe der Zeit tatsächlich zu dem Auftreten späterer Erkrankungen beitragen. Ein bekanntes Beispiel ist ein sogenanntes Brustkrebs-Gen.

Spezielle Mutationen in einem Gen (BRCA2) erhöhen statistisch die Chance, im Laufe des Lebens an Brustkrebs zu erkranken. »Statistisch erhöhte Chance« heißt nun aber nicht 100 Prozent. Es gibt Frauen, die diese Gen-Variante tragen und später erkranken. Es gibt aber auch viele Frauen, die sie tragen und später nicht erkranken. Und es gibt natürlich auch viele Frauen, die die Variante nicht tragen und trotzdem aus völlig anderen Gründen an Brustkrebs erkranken. Eine spezielle

Gen-Konstellation ist eben nur einer von vielen Einflüssen darauf, wie das spätere Leben verläuft.

Was sind typische epigenetische Werkzeuge, die wir kennen und anwenden sollten?

Dr. Jens Pohl: Weiß man durch familiäre Häufung von Krankheiten oder sogar eine genetische Analyse, dass man einer gewissen Risiko-Gruppe zugehört, dann ist man nach heutiger Erkenntnis doch in der Lage, aktiv etwas für seine Gesundheit zu tun. Neben einer engmaschigen ärztlichen Überwachung (z. B. engere Abstände der Routineuntersuchungen) ist bei genetischen Risiko-Gruppen die Vermeidung oder Reduktion weiterer Risikofaktoren ratsam. Faktoren, die ungewollte Änderungen von Methylierungsmustern herbeiführen können, wie z. B. Rauch und andere Giftstoffe, sollten noch mehr gemieden werden als bei Personen, die ein geringeres genetisches Risiko haben.

Es hat sich gezeigt, dass auch chronischer Stress zu Änderungen in der Methylierung führen kann. Daher können auch Verhaltensweisen, die zur Stressreduktion beitragen, sich positiv auf das Epigenom auswirken. Dazu gehört moderater Sport (zu viel kann den Stress wieder erhöhen). Je nach Typus können auch Yoga, Meditation usw. zur Stressreduktion beitragen. Auch eine ausgewogene, gemäßigte Ernährung ist für ein gutes Methylierungsmuster wichtig. Umweltgifte, auch chemische Zusätze in Lebensmittel, können sich wiederum negativ auf die Methylierung auswirken.

VOM RECHT (NICHT) ZU WISSEN

Sie haben Ihr Wissen um die Biologie Ihrer Gene nun wieder etwas aufgefrischt. Dennoch: Empfinden Sie beim Thema Gene und Genetik auch etwas Unbehagen? So geht es nämlich vielen Menschen – uns ehrlicherweise auch. Während wir uns Ende der 1980er- und Anfang der 1990er-Jahre mit der trockenen Gen-Theorie im Biounterricht quälten, verfolgten wir in den Medien die ständigen Diskussionen um genmanipuliertes Saatgut, Gen-Technik und nahmen Anteil am Schicksal des Klon-Schafs Dolly. Irgendwie hatte das Thema »Gene« für uns etwas Beängstigendes an sich. Und dieses Gefühl ist auch nicht leicht abzuschütteln. Daher näheren wir uns dem Thema Gene und Gen-Tests zunächst mit einer Rückschau. Wir gehen zurück in die späten 1980er Jahre, als HUGO geboren wurde.

HUGO kam und revolutionierte die Medizin

Sein Geburtsort war der kleine Küstenort Cold Spring Harbor nahe New York City. Dort traf sich eine Gruppe engagierter Wissenschaftler, vornehmlich Genforscher, die sich alle nur einem Thema widmeten: der Entschlüsselung des menschlichen Genoms. Ende der 1980er Jahre war das Erbgut des Menschen ein noch weitestgehend unbekanntes Terrain. Man schätzte damals, dass es mehr als 100.000 Gene geben müsse, die den Bauplan für die etwa 100.000 Proteine des menschlichen Organismus liefern. Von einer Entschlüsselung der menschlichen Gene versprachen sich die Wissenschaftler vor allem bahnbrechende Erkenntnisse für die Therapie bislang unheilbarer Krankheiten wie Krebs, Morbus Parkinson und Alzheimer.

Um das damals weltweit verstreute Wissen zu bündeln und einen internationalen Austausch zu ermöglichen, wurde auf diesem Treffen die Idee der »Human Genome Organization« (kurz: HUGO) ins Leben gerufen (siehe https://www.hugo-international.org/). Die internationale Forschervereinigung nahm im Jahr 1990 ihre Arbeit auf und gründete noch im selben Jahr das »Human Genome Project«. Kein Geringerer als der Mit-Entdecker der Doppelhelix der DNA, James Watson, übernahm in den ersten Jahren den Vorsitz. Die internationale Bündelung von Wissen zeigte Erfolg. 2002 war es dann soweit – die Forscher verkündeten das vorläufige Ende des Projektes.

»Falls im menschlichen Genom nicht noch viele Gene vorhanden sind, die unsere Computer nicht erkennen können, müssen wir zugeben, dass wir unsere im Vergleich zu Würmern und Pflanzen zweifellos größere Komplexität nicht durch ein Mehr an Genen gewonnen haben. Die Erkenntnis dessen, was uns unsere Komplexität verleiht, (...) bleibt eine große Herausforderung für die künftige Forschung«, schrieb der Nobelpreisträger Professor David Baltimore kurz vor Beendigung des Human Genome Projects in dieser Zeit im Magazin NATURE.

Auf den ersten Blick waren die Ergebnisse ernüchternd: Das menschliche Genom enthält einen Code aus ca. 20.000 Genen. Genau genommen sind es aktuell 19.969 – nicht viel mehr als die Taufliege *Drosophila melanogaster* (ca. 15.000) besitzt.

Während wir dieses Buch schreiben, im Sommer 2021, verkündet NATURE, dass ein großer Teil im Jahr 2003 noch fehlender Gen-Sequenzen zwischenzeitlich auch ermittelt sei. Es fehlten nur noch acht Prozent, darunter auch das Y-Chromosom. Es ist quasi geschafft – das menschliche Genom ist komplett entschlüsselt! Ein Quantensprung in der Wissenschaft, der ein Segen für die Menschheit darstellen könnte.

Seit dem Jahr 2008 läuft das »1000 Genome Projekt« mit dem Ziel, das Erbgut von 2500 Menschen zu entschlüsseln. Die Erkenntnisse aus diesem Projekt werden von den Wissenschaftlern jedem, der sich dafür interessiert, frei zur Verfügung gestellt.

Schauen Sie doch mal rein: www.internationalgenome.org/

Mit der Entschlüsselung des menschlichen Genoms wurde auch entdeckt, dass jeder menschliche Bauplan Fehler aufweist, die SNPs, die wir oben schon erwähnt haben. Jeder trägt mehr als eine Million davon in sich. Also wundern Sie sich nicht, wenn Sie in Ihrem Gen-Test, den Sie aufgrund Ihrer Speichelprobe aus den USA erhalten haben, seitenlange SNPs erhalten. **Das ist die Regel und nicht die Ausnahme.** Die meisten davon sind allerdings ohne Bedeutung.

Einige SNPs kommen in bestimmten Bevölkerungsgruppen gehäuft vor. Da diese für eine große Anzahl von Menschen interessant sind, beschreiben wir sie in diesem Buch. Wissenschaftler versuchen heutzutage, alle häufig vorkommenden SNPs zu erfassen und zu analysieren. In der Datenbank www.SNPEDIA.COM sind alle bekannten SNPs wie in einem Lexikon erfasst und können so nachgelesen werden. Wenn neue Gen-Varianten entdeckt werden, werden diese vom *Human Genome Institute* in Bethesda, Maryland, geprüft und gelistet.

Was bringt ein Gen-Test?

»*Gnothi seauthon* – »Erkenne dich selbst«, so stand es über dem Apollotempel von Delphi bereits im Jahr 500 vor Christus.

Sich selbst zu erkennen, zu begreifen und zu verstehen, ist ein Grundbedürfnis von uns Menschen. Die Frage nach dem »Warum« treibt uns oft um. Gerade auch in Bezug auf Krankheiten:

- *Warum* habe ich Probleme bei Stress?
- *Warum* bin ich immer so aufbrausend?
- *Warum* kann ich mir viele Dinge nicht gut merken?
- *Warum* gibt es so viele Brustkrebsfälle in meiner Familie?
- *Warum* sind alle Frauen in unserer Familie mit psychischen Krankheiten belastet?
- *Warum* vertrage ich kein Gluten?

Das sind Fragen, die mit dem herkömmlichen medizinischen Wissen bislang nicht beantwortet werden konnten. »Das ist halt genetisch bei Ihnen in der Familie«, lautete oft die Antwort, gleichbedeutend mit: »Da kann man nun mal nichts machen.«

Solche Aussagen hatten bis vor 20 Jahren ihre Berechtigung. Aber vor 20 Jahren hat eine Zeitenwende begonnen und dank genetischer Untersuchungen können wir heute auf viele Fragen ziemlich konkrete Antworten geben. Immer mehr Gene wurden zwischenzeitlich ganz konkret mit Krankheiten bzw. Risiken in Verbindung gebracht.

Dieses Wissen wird in der etablierten Medizin teilweise auch schon angewandt. Ein positives Beispiel ist der Test auf die sogenannten Brustkrebs-Gene (BRCA1 und BRCA2), die zu Beginn der 1990er Jahre entdeckt wurden. Diese Entdeckung hat das damalige Weltbild ins Wanken gebracht, denn eine genetische Prädisposition als eine der Ursachen für eine Krebserkrankung sprach gegen die damalige Lehrmeinung.

Inzwischen ist eine Reihe weiterer Gene für eine Prädisposition für Brustkrebs und viele andere Krebsarten entdeckt worden und man kann in jeder größeren Stadt mit Uniklinik auch die genetische Vorbelastung für Brustkrebs sowie Eierstockkrebs (es sind oft dieselben Gene involviert) untersuchen lassen. Leider erfolgt eine Untersuchung oft erst dann, wenn die Erkrankung schon im Körper aktiv ist.

Wenn eine familiäre Häufung vorliegt, ist es sinnvoll, präventiv einen Blick in die Gene zu werfen, um dann gezielt Vorsorgemaßnahmen und frühzeitige Therapiemaßnahmen zu ergreifen. Leider wird hier seitens der Gynäkologen zu wenig Aufklärung betrieben. Auch Kyra kommt aus einer Familie mit erblichem Brust- und Eierstockkrebs. Sie musste ihren Gynäkologen mehrmals um eine Überweisung in die Uniklinik für den Gen-Test bitten. Es wird sicher noch eine Weile vergehen, bis das Wissen, das jetzt schon seit einiger Zeit verfügbar ist, die breite Masse der Ärzte erreicht und es selbstverständlich wird, zur Prävention von Erkrankungen die Gen-Diagnostik mit einzubeziehen.

Aber das Wissen um die eigenen Gene ist nicht so einfach zu erlangen. Zumindest nicht hierzulande. In Deutschland gibt es seit 2010 ein strenges Gesetz, das die Gen-Diagnostik stark reglementiert und unter den Vorbehalt stellt, dass lediglich Fachärzte damit betraut werden, mit denen der normale Patient quasi nie in Berührung kommt.

Letztendlich schränkt dieses Gesetz den Zugang zu den eigenen Genen enorm ein, denn ob ein Gen-Test erforderlich ist oder nicht, entscheidet der Hausarzt mit einer Überweisung an den Facharzt. Leider scheitert es oft daran, dass der Hausarzt überhaupt noch keine Ahnung von den mittlerweile vorhandenen genetischen Möglichkeiten hat. So läuft der Patient auf der Suche nach Ursachen für seine Erkrankung oft gegen Mauern.

Kein Wunder, dass das Angebot an frei verkäuflichen Gen-Tests mittlerweile nicht mehr überschaubar ist. Menschen versuchen, sich selbst anhand dieser Tests besser zu verstehen oder mehr über sich und ihre Herkunft zu erfahren. Für kleines Geld können Verbraucher so bei vielen verschiedenen Anbietern mittels Speichelprobe ihre DNA untersuchen lassen. Bei der Wahl des richtigen Labors kann das Internet behilflich sein, denn monatlich wird ein Ranking der besten DNA-Tests für die Heimanwendung veröffentlicht.

»In 20 Jahren wird jedermann im nächstgelegenen Supermarkt sein Erbgut analysieren lassen können«, orakelte im Jahre 1991 HUGO-Mitbegründer Walter Gilbert, und er hat damit grundsätzlich Recht behalten. Denn wir befinden uns mittlerweile im Jahr 2021 und der Supermarkt ist heutzutage das Internet. Zumindest in den USA werden diverse Gen-Tests tatsächlich in Supermärkten angeboten. Sie haben sich schnell zur Alltagsware entwickelt und sind ähnlich leicht erhältlich wie etwa Schwangerschaftstests.

»Die Daten zu generieren, hat seinerzeit einige 100 Millionen Dollar gekostet, und das ganze Humangenomprojekt schätzungsweise dreieinhalb Milliarden. Jetzt nähern wir uns Kosten von 100 Dollar, um ein menschliches Genom zu sequenzieren. Und die Preise fallen weiter«, so Professor Hans Lehrach, ehemaliger Sprecher des Human Genom Projektes.

s12564807	1	734462	AA
s3131972	1	752721	GG
s148828841	1	760998	CC
s12124819	1	776546	AA
s115093905	1	787173	--
s11240777	1	798959	GG
s7538305	1	824398	--
s4970383	1	838555	AC
s4475691	1	846808	CT
s7537756	1	854250	AG
s13302982	1	861808	GG
s55678698	1	864490	CC

Rohdaten der DNA

Wir können nun in unserem Genom lesen wie in einem Buch. Ein Buch, das uns viele verborgene Informationen über uns und unsere Vorfahren offenbaren kann, allerdings in einer Sprache, die nicht einfach zu entschlüsseln ist. Einen beispielhaften Auszug aus einem Gen-Befund sehen Sie links.

Damit können wir erst einmal nichts anfangen. Diese »Geheimschrift« muss decodiert werden, um sie lesen und verstehen zu können. Wir haben das für uns selbst einmal ausprobiert.

23andMe oder: Wie viel Neandertaler steckt in uns?

Geben Sie doch einmal als Suchbegriff »Gen-Test Mensch« in eine Suchmaschine ein. Sie werden feststellen, dass es eine unüberschaubare Menge von Anbietern gibt, die Gen-Tests zu den verschiedensten Themen verkaufen:

- Medikamenten-Unverträglichkeiten
- Neandertaler-Gene
- Ahnenforschung
- Lebensmittel-Unverträglichkeiten
- Stoffwechseltypen
- Wikinger-Gene

Aber auch Tests für bestimmte Risiko-Gene für Krankheiten sind leicht erhältlich.

Eigentlich trieb uns nur die reine Neugier, als jeder von uns eine Speichelprobe in die USA schickte, um so mehr über unsere Vorfahren zu erfahren. Nach einigen Wochen bekamen wir per E-Mail mehrere Seiten Zahlen und Buchstaben zurückgeschickt. Unsere Rohdaten mussten zunächst »übersetzt« werden. Hierbei unterstützte uns ein Computerprogramm. Mit dieser Übersetzung hatten wir dann verständlichere Informationen in der Hand. Und wir hatten auf einen Schlag mehrere Hundert »Verwandte« mehr. Kyras »Cousin 6. Grades« ist z. B. ein Pedro aus Mexiko-City, der mit ihr 0,13 Prozent DNA gemeinsam hat.

Wir fanden durch diesen Test nicht nur etwas über unseren Anteil von restlichen Neandertaler-Genen heraus, sondern auch, dass wir beide selbst Cousins 5. Grades sind. Irgendwann in grauer Vorzeit hatten wir wohl eine gemeinsame Urahnin. So weit, so unterhaltsam, denn verwandt sind wir ja im weitesten Sinne alle.

An einem Winterabend im ersten Lockdown haben wir noch einmal über unsere DNA-Analysen gesprochen. Dabei schauten wir uns die Auswertungen über gesundheitsbezogene Risiken etwas genauer an. Diesen Listen hatten wir bislang nicht so viel Aufmerksamkeit geschenkt. Jetzt bemerkten wir aber, dass wir beide Träger des APOE4-Allels sind – dem größten genetischen Risikofaktor für die Alzheimer-Krankheit. Daneben gab es noch weitere Gen-Veränderungen, die unsere Gesundheit möglicherweise bedrohten.

Die Konfrontation mit unseren eigenen, teilweise sehr ungünstigen Genen machte uns nachdenklich. Unsere Kinder haben wir erst spät bekommen; unser Wunsch ist es, für sie – und auch für uns – so lange wie möglich gesund zu bleiben. Daher fingen wir an, uns intensiver mit dem Thema auseinanderzusetzen. Wir analysierten unsere eigenen Gene; eine Aufgabe, die uns über mehrere Wochen beschäftigte. Es erforderte schon einiges an Hintergrundwissen und Information; und das bekommt man mit den Test-Daten eben nicht geliefert. Zudem fehlt es an laienverständlicher Literatur. Die Gentest-Anbieter liefern einige wenige Stichworte zu SNPs und möglichen Krankheiten, ohne diese Aussagen in einen größeren Zusammenhang zu setzen. Dies kann bei vielen Menschen große Ängste auslösen, wie wir nicht nur bei uns, sondern auch immer wieder bei unseren Patienten feststellen, die aus eigenem Antrieb heraus genetische Untersuchungen im Ausland veranlasst haben.

Genau in diesem Punkt sehen wir ein grundlegendes Problem der über das Internet angebotenen Speicheltests: Die fehlende oder zumindest unzureichende Beratung. Menschen werden mit riesigen Datenmengen alleine gelassen. Ein Standard-Gentest gibt Ihnen mehrere Hundert

Gen-Daten, die immer auch in ihrer Gesamtheit und nicht isoliert zu interpretieren sind. Dies verlangt Fachwissen, das Laien nicht haben können. Und es gibt im deutschsprachigen Raum derzeit noch kaum Ärzte, die hier als Ansprechpartner dienen könnten. Daher wird schnell »Dr. Google« konsultiert.

In unserer Praxis erleben wir oft Menschen, die falsche Schlüsse aus ihren Befunden ziehen und dadurch stark beunruhigt sind. Frei verkäufliche Gen-Tests erfüllen ein Bedürfnis. Das zeigen die enormen Wachstumsraten der Branche. Ob dieses Angebot nun einen Fluch oder Segen darstellt, ist müßig zu fragen. Wir können das Rad der Zeit nicht zurückdrehen. Daher sollte die Medizineraus- und -fortbildung verstärkt auch dieses Thema mit aufgreifen.

Wozu raten wir Ihnen? Wir empfehlen eine Cluster-Untersuchung für ganz konkrete Fragestellungen. So wird es z. B. in der Diagnostik von genetisch bedingtem Brustkrebs bereits vorbildlich durchgeführt: Bei dem Verdacht auf eine mögliche familiäre genetische Brustkrebsvorbelastung werden die entsprechenden Gene in einer Blutprobe ganz gezielt auf diese bestimmten Mutationen und SNPs hin untersucht. Andere Mutationen werden nicht gesucht. Im Anschluss erklärt Ihnen ein erfahrener Arzt das Ergebnis und erläutert die sich daraus ergebenden Handlungsmöglichkeiten.

So sollte es unserer Meinung nach auch bei Konzentrationsstörungen, Aufmerksamkeitsdefizit und ähnlichen Themen laufen. Im Anhang dieses Buches finden Sie die Kontaktdaten einiger Labore, die diese Tests durchführen. Die Untersuchung erfolgt meistens durch eine einfache Blutabnahme und kann durch einen Arzt, auch durch Ihren Hausarzt, erfolgen. Das Labor kann Ihnen aber in der Regel auch einen Arzt nennen, der in Ihrer Nähe tätig ist, sich mit dem Thema auskennt und Sie entsprechend beraten kann. Leider gibt es im deutschsprachigen Raum zur Zeit nur wenige Ärzte, die sich wirklich umfassend mit dieser Materie auskennen und dann sowohl genetisch als auch epigenetisch beraten kann. Eine Reihe von Heilpraktikern und Epigenetik-Beratern sind hier nach unserer Erfahrung deutlich besser geschult. Im Anhang dieses Buches finden Sie Kontaktdaten.

Sollten Sie sich für einen Gen-Speicheltest entscheiden, den Sie auf eigene Faust ins Ausland schicken, erhalten Sie eine Liste von mehreren 100 SNPs. Deren Relevanz für die Gesundheit ist für Laien in der Regel kaum zu erfassen. Daher raten wir derzeit davon ab, solche Untersuchungen ohne professionelle Beratung durchführen zu lassen.

Einen wichtigen Punkt möchten wir noch ansprechen: In den USA geht man mit dem Thema »Over-the-counter-Gentests« anders und unbefangener um. Das ist auch deswegen möglich, weil sich Amerikaner nicht vor einer möglichen Diskriminierung aufgrund genetischer Tests fürchten müssen. Ein Bundesgesetz namens *Genetic Information Nondiscrimination Act* aus dem Jahr 2008 schützt US-Bürger davor. Keine private Krankenversicherung beispielweise kann diese persönlichen Informationen gegen ihren Willen erfragen und dann gegen sie verwenden.

Die Rechtslage in Deutschland ist hingegen nicht so klar. Das deutsche Gendiagnostikgesetz aus dem Jahr 2010 weist hier Regelungslücken auf bzw. schützt nicht so umfassend. So können Lebensversicherer unter Umständen Ergebnisse von Gen-Tests von Antragstellern erfragen und erfassen. Wer sich hier intensiver beraten lassen möchte, dem empfehlen wir die Webseite www.gen-ethisches-netzwerk.de.

Auf die Gefahren der Gen-Diagnostik, Gen-Technik und die Risiken der Gen-Forschung haben bereits viele andere Autoren aufmerksam gemacht. Leider liest man zu wenig über die Chancen, die ein vernünftiger Umgang damit ermöglicht. Grundsätzlich sollte gelten, dass jeder gut informierte Mensch für sich selbst entscheiden kann, was genau er über seinen genetischen Bauplan wissen möchte.

Wir regen dazu an, vor allem die Chancen der Gen-Diagnostik zu sehen. Denn: Ihre vermeintlich »schlechten« Erbanlagen sind nicht Ihr Schicksal! Sie haben mehr Einfluss auf die Auswirkungen Ihrer Gene, als Sie bislang geahnt haben. Im Verlauf dieses Buches werden Sie erfahren, welche konkreten Maßnahmen sich positiv auf Ihre Gesundheit auswirken, auch wenn Ihre Big 5-Gene scheinbar etwas ungünstig aufgefallen sind.

Kyra besitzt z. B. ein homozygotes FAST-COMT, ein homozygotes FAST-MAO-A und ein homozygotes MTHFR-Gen sowie ein heterozygotes APOE4-Gen. Eine Kombination, die sie anfällig macht für

- Depressionen
- Konzentrationsstörungen
- Gedächtnisstörungen
- Angststörungen
- Zyklusstörungen
  und
- Alzheimer

Diese ungünstige SNP-Kombination ist nicht selten unter Europäern. Aber mit dem Wissen um potentielle »Schwachstellen« und gezielte Gegenmaßnahmen im Lebensstil lassen sich diese ausgleichen, so dass das Gehirn bis ins hohe Alter leistungsfähig bleibt. Vermeintlich schlechte Gene fordern uns zum Aktivwerden auf. Das Wissen um ihr eigenes APOE4-Gen hat Kyra motiviert, im 50. Lebensjahr noch ein Medizinstudium zu beginnen, denn bekanntermaßen ist herausfordernde, geistige Aktivität einer der besten Schutzfaktoren vor der Alzheimer-Erkrankung.

DIE BIG 5-GENE

Am Beispiel der »Big 5« – nur fünf von fast 20.000 menschlichen Genen – möchten wir zeigen, wie richtig angewandtes theoretisches Wissen zu praktischem Nutzen führt. Warum gerade diese fünf Gene, werden Sie vielleicht fragen? Hierfür gibt es zwei Gründe.

Zum einen sind diese fünf Gene ganz zentral für unsere geistige Leistungsfähigkeit zuständig:

- **Das MTHFR-Gen** – indem es wichtige Methylierungsprozesse aufrechterhält, ohne die es keine Kommunikation zwischen Nervenzellen gäbe.
- **Das BDNF-Gen**, das die hochempfindlichen Nervenzellen vor Schäden schützt und – wenn nötig – auch repariert.
- **Die COMT- und MAO-A-Gene** sorgen für ein gesundes Gleichgewicht der Neurotransmitter Dopamin, Noradrenalin, Adrenalin und Serotonin und somit für Konzentration, Fokussierung und Gedächtnis; COMT spielt darüber hinaus auch eine entscheidende Rolle beim Östrogengleichgewicht.
- **Das APOE-Gen** kann in bestimmten Ausprägungen ein Risikogen für kognitive Einschränkungen und die Alzheimer-Erkrankung sein.

Zum anderen kommen genau bei diesen fünf Genen in der europäischen (kaukasischen) Bevölkerung sehr häufig SNPs vor.

Jetzt haben Sie sich eine Menge notwendiges Vorwissen erarbeitet, so dass wir uns nun endlich den Big 5 im Detail zuwenden können. Im Folgenden werden wir die einzelnen Gene vorstellen und auch ihre häufigsten SNPs benennen. Selbstverständlich erfahren Sie zugleich auch viel über wissenschaftlich fundierte epigenetische Maßnahmen, um Ihre Gesundheit im Fall eines SNPs zu unterstützen.

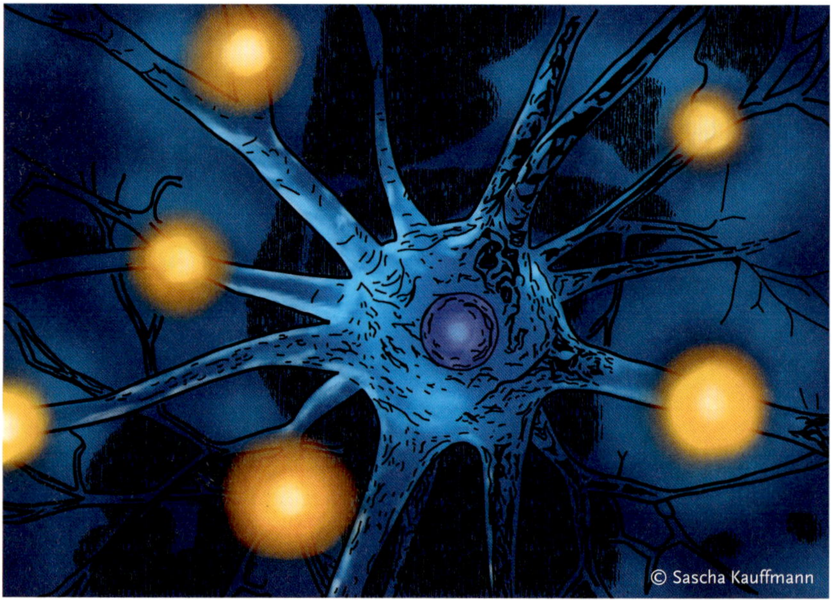

Neuronen sind empfindliche Zellen.

Das MTHFR-Gen

Das Gen MTHFR wurde 1994 auf dem langen Arm des Chromosoms eins entdeckt und enthält den Bauplan für das Enzym Methylentetrahydrofolat-Reduktase, kurz MTHFR. Dieses hat nur eine Aufgabe, nämlich Folate (umgangssprachlich auch Folsäure), die über die Nahrung aufgenommen wurden, in ihre aktive Form Methylfolat zu überführen. Eine inaktive Form kann im Körper nicht weiterverarbeitet werden. Welche enorme Bedeutung dieser winzige biochemische Schritt, der sich vor allem in den Leberzellen abspielt, für Ihren Organismus hat, erläutern wir gleich. Lassen Sie uns zuvor einen Moment näher auf mögliche Gen-Defekte dieses Enzyms eingehen.

Das Enzym MTHFR besteht aus einer sehr langen Kette mit über 650 Aminosäuren. Dementsprechend lang ist auch der Bauplan für dieses Enzym. Grundsätzlich passieren bei langen Bauplänen mehr Fehler als bei kurzen, wie auch im richtigen Leben. Daher ist es nicht überraschend, dass in der Literatur eine Reihe von Mutationen, also »Schreibfehlern«, der DNA dieses Gens beschrieben sind. Allerdings sind zwei besonders bekannt, da sie so häufig vorkommen. Immerhin sind bis zu 60 Prozent der europäischen (kaukasischen) Bevölkerung von einer oder mehreren dieser Mutationen betroffen.

Die häufigste Mutation ist die MTHR C677T C>T. 30 Prozent der Europäer haben eine heterozygote und 10 Prozent eine homozygote Veränderung dieses Genes. Dies führt zu einer reduzierten, also mittel bis stark verlangsamten, Enzymtätigkeit

Doch was bedeutet der Begriff MTHFR C677T eigentlich genau? Er besagt, dass an der Stelle 677 dieses Genes normalerweise die Nukleotidbase Cytosin steht, aber stattdessen die Base Thymin vorhanden ist. Wenn eine Base ausgetauscht ist (wir sprechen daher auch von einem Single Nucleotide Polymorphimus), ändert sich auch die Aminosäuresequenz des Enzyms, das aufgrund des etwas geänderten Bauplans anders aufgebaut wird. Das Enzym ist jetzt anders zusammengesetzt und das wirkt sich auf seine Funktion aus: Es arbeitet langsamer.

Ähnliches lässt sich über die zweite häufige SNP des MTHFR Gens sagen: A1298C A>C. Diese ist an der Stelle 1298 lokalisiert und hier wird statt der Base Adenin Cytosin eingesetzt. Ein weiterer kleiner Schreibfehler im Bauplan des Enzyms und schon ist auch dieses Enzym etwas langsamer.

Nun haben Sie ja eine Kopie des Gens von Ihrer Mutter und eines von Ihrem Vater geerbt. Wenn Sie lediglich eine fehlerhafte Kopie geerbt haben, dann ist die Beeinträchtigung in der Regel nur gering. Anders ist es, wenn Sie das fehlerhafte Allel sowohl von Ihrer Mutter als auch von Ihrem Vater geerbt haben.

Kyra hat von beiden Eltern das Gen erhalten und ist damit in dieser Hinsicht homozygot. So sieht ihr Befund aus:

MTHFR	
MTHFR 677	homozygot 677T Mutante
MTHFR 1298	homozygot A 1298 Wildtyp

Polymorphismus in einem MTHFR-Gen
Mit freundlicher Genehmigung Labor Biovis Diagnostik MVZ GmbH

Dieser Befund führt zu einer deutlichen Enzymminderung von bis zu 70 Prozent, während eine heterozygote Variante nur ca. 30 Prozent Leistungsreduktion ausmacht.

Es gibt auch noch eine dritte Variante, bei der jeweils eine heterozygote Form von beiden auftritt – man bezeichnet diese auch als »Compound-Variante«. Die folgende Tabelle zeigt die ungefähren Einschränkungen in der Enzymleistung bei den beiden häufigsten MTHFR-Polymorphismen:

Variante	heterozygot	homozygot
C677T	30 %	75 %
A1298C	20 %	40 %
Compound	50 %	

Die heterozygoten MTHFR-SNPs sind sehr weit verbreitet unter Europäern (bis zu 40 Prozent). Die »Compound-« und homozygoten Formen kommen seltener vor. Sie betreffen insgesamt ca. 20 Prozent der Bevölkerung.

Was macht nun ein langsames Enzym mit unserem Gehirn, vor allem mit unserem Gehirnstoffwechsel? Um das zu beantworten, müssen wir zunächst in die Biochemie einsteigen.

Der Murks mit der Folsäure

Wie schon erwähnt, geht es bei dem MTHFR-Gen um das Vitamin Folsäure, genau genommen um das Folat (auch Vitamin B9 genannt). Wenn Sie irgendwo Folsäure lesen, z. B. auf Ihrem Multivitaminpräparat, dann ist damit eine synthetische Form von Folat gemeint, die so in der Natur gar nicht vorkommt. Der Begriff »Folsäure« beschreibt streng genommen nur die synthetische, inaktive Form, die z. B. in Nahrungsergänzungsmitteln und angereicherten Lebensmitteln vorkommt.

In der Natur kommen nur reine Folate (keine Folsäure!) vor, z. B. im grünen Blattgemüse, etwas geringere Anteile auch in anderen Gemüsesorten. Isst man reichlich Spinat, Kohl, Kichererbsen, Weizenkeime, Salat und Tomaten, ist ein guter Folatspiegel zu erreichen. Tierische Produkte enthalten – bis auf Leber – wenig Vitamin B9.

Diesem wichtigen Vitamin wird eigentlich erst im Rahmen einer Schwangerschaft wirkliche Beachtung geschenkt, da bekannt ist, dass Folatmangel einen Neuralrohrdefekt und andere schwerwiegende Missbildungen beim Embryo verursachen kann. Darüber hinaus werden auch Früh- und Fehlgeburten, Präeklampsie (Schwangerschaftsvergiftung) und andere Störungen mit Folatmangel in der Schwangerschaft in Verbindung gebracht. Kaum eine Schwangere, die – sofern über ihren Gynäkologen oder ihre Hebamme darauf hingewiesen – auf die Einnahme von »Folsäure« verzichten würde.

Und an dieser Stelle kommt das MTHFR-Enzym ins Spiel. Der Körper kann weder mit der Folsäure aus der Tablette noch aus den Folaten aus der Nahrung direkt etwas anfangen. Er muss diese Formen zunächst aktivieren. Alle drei Formen sind unterschiedliche chemische Verbindungen:

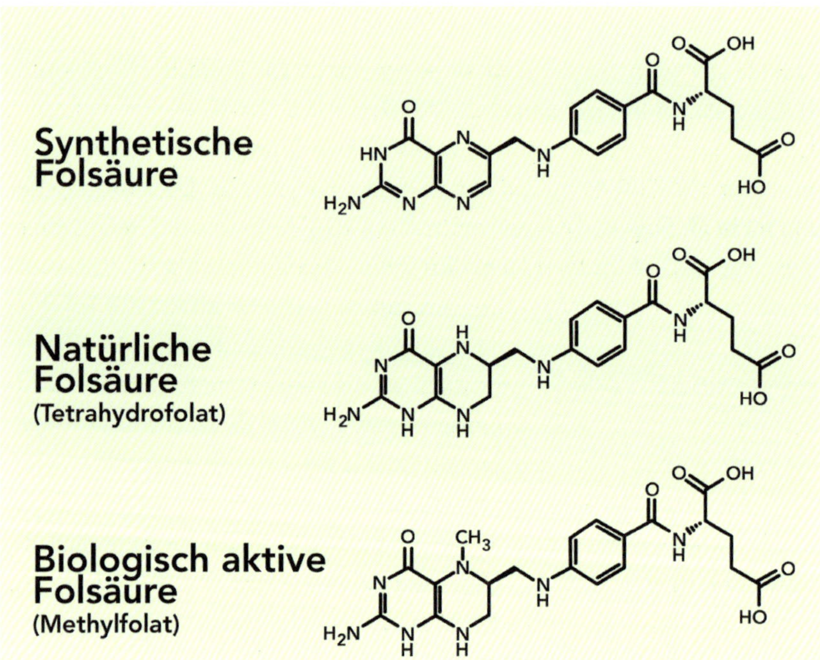

Verschiedene Formen der Folate

Um ein *bioverfügbares* Folatmolekül zu erhalten, müssen mehrere enzymatische Schritte erfolgen. Ein entscheidender Teilschritt ist die Umwandlung durch das Enzym MTHFR.

5,10-Methylentetrahydrofolat wird zu Methylfolat umgewandelt. Wer einen oder mehrere SNPs im zuständigen Gen hat, wandelt teilweise bis zu 70 Prozent weniger 5,10-Methylentetrahydrofolat in Methylfolat um. Es fehlt also bioverfügbares Folat, das vor allem in der Schwangerschaft in hohen Dosen benötigt wird.

Welche Schwangere weiß schon, ob diese enzymatischen Schritte bei ihr gut funktionieren? Rein statistisch besitzen 60 Prozent der Schwangeren zumindest eine leichte (heterozygote) Einschränkung in diesem Gen. Die meisten nehmen in blindem Vertrauen, durch eine Vitaminpille morgens gut versorgt zu sein, gerne ein entsprechendes Schwangerschaftspräparat ein. Bei vielen funktioniert dies auch reibungslos, aber bei vielen auch nicht.

Wie Sie gesehen haben, muss die synthetische Folsäure noch durch einen weiteren Schritt umgebaut werden. Und Sie werden es sicherlich jetzt auch schon selber wissen: Ist es sinnvoll für eine Schwangere, die von einer MTHFR-Mutation betroffen ist, Folsäure in der synthetischen und nicht aktiven Form einzunehmen? Wohl kaum. In anderen Ländern (z. B. in den USA) wird daher mittlerweile auf den Einsatz von Folsäure als Nahrungsergänzungsmittel verzichtet.

Die synthetische Folsäure ist nicht nur schlecht zu verstoffwechseln, sondern kann auch die Rezeptoren für Methylfolat besetzen, so dass sich ein bestehender, funktioneller Folatmangel noch verstärkt. Aber auch wenn Sie derzeit nicht schwanger sind oder keine Schwangerschaft planen, benötigen Sie Folate, z. B. für die Blutbildung, für die Methylierung (siehe unten), für Haut und Schleimhäute und für Ihr Immunsystem. Vermutlich haben auch Sie nicht ausreichende Mengen in Ihrem Körper. Das zeigen uns immer wieder Messungen der *aktiven* Folsäure im Blut unserer Patienten.

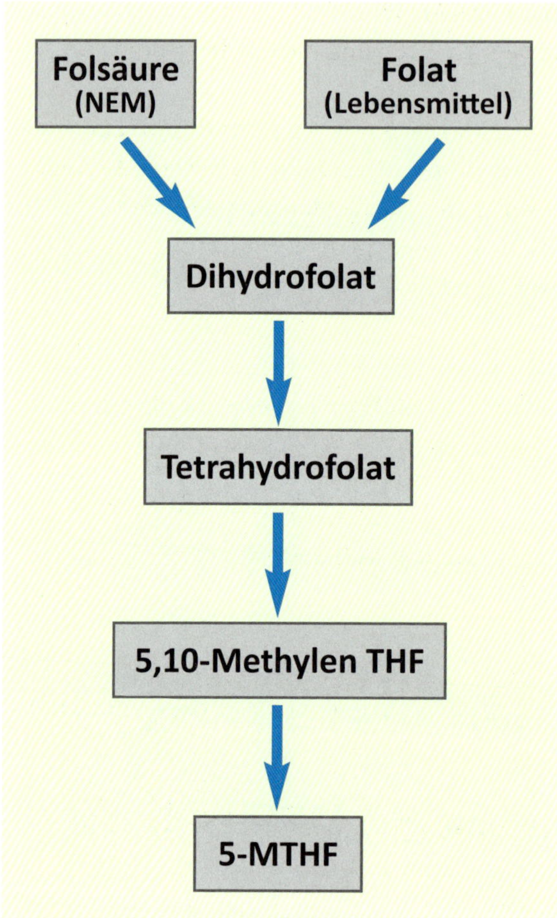

Folsäure muss schrittweise durch Enzyme aktiviert werden.

Gemäß der Nationalen Verzehrsstudie II, die die Bundesregierung vor einigen Jahren in Auftrag gegeben hat, kommen die meisten Bundesbürger nicht auf die empfohlene Menge von 400 g Gemüse pro Tag und somit nicht auf die notwendigen 300 mcg Folat (Schwangere 500 mcg). Zudem reagiert Folat äußert empfindlich auf Licht, lange Lager- und Transportzeiten und hohe Temperaturen.

Hätten Sie gewusst, dass langes Sonnenbaden die Folsäurespeicher im Körper ebenfalls zerstören kann? Kein Wunder also, dass Folatmangel das häufigste Vitamin-Defizit hierzulande darstellt.

Sie haben es schon gesehen, das MTHFR-Enzym ist der entscheidende Aktivator, um aus Folaten aus der Nahrung die für den Körper verwertbare Form zu bauen.
Wenn wenig in der Nahrung vorhanden ist **und** das Enzym auch noch langsam arbeitet, hat das für unsere Gesundheit gravierende Auswirkungen. Aber auch wenn wir ausreichende Mengen an Folaten durch die Nahrung aufnehmen (was in der Regel nicht der Fall ist), dann stellt ein langsames MTHFR-Enzym eine Engstelle dar, die auf viele Prozesse im Körper Einfluss hat.

Die Folgen lassen sich anhand des Methylierungskreislaufs gut darstellen.

Methylierung – so wichtig wie die Luft zum Atmen

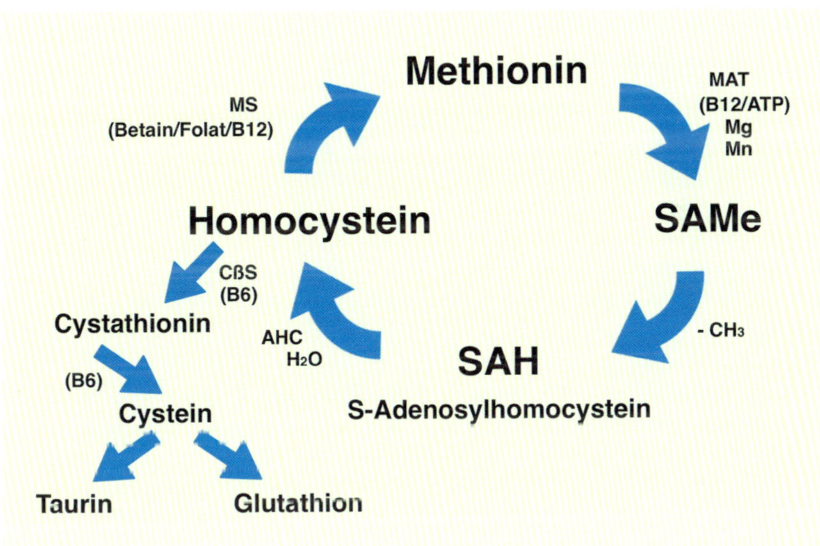

Der Methylierungskreislauf (Ausschnitt)

An dem kleinen Rädchen Folat hängt ein ganzes Räderwerk von Stoffwechselvorgängen, die man unter dem Begriff »Methylierungskreislauf«

zusammenfasst. Die Methylierung ist ein Stoffwechselvorgang, bei dem ein Molekülteil, bestehend aus einem Kohlenstoff- und drei Wasserstoffatomen (die Methylgruppe), von einem Molekül auf ein anderes übertragen wird. Die Überträger der Methylgruppen heißen Methylgruppendonatoren.

Sie können sich die einzelnen Stationen, an denen die Enzyme aktiv sind, wie eine Menschenkette vorstellen, bei der Wassereimer von einem zum anderen weitergereicht werden. Das Wasser ist dabei die Methylgruppe (auch wenn Biologen das Bild jetzt vielleicht zu ungenau finden, aber für unsere Erklärungszwecke reicht es). Wenn die Person namens MTHFR zu langsam ist, wird das Wasser in zu geringen Mengen weitergereicht und der Prozess kommt ins Stocken. Wir haben zu wenig Wasser oder sind »untermethyliert«.

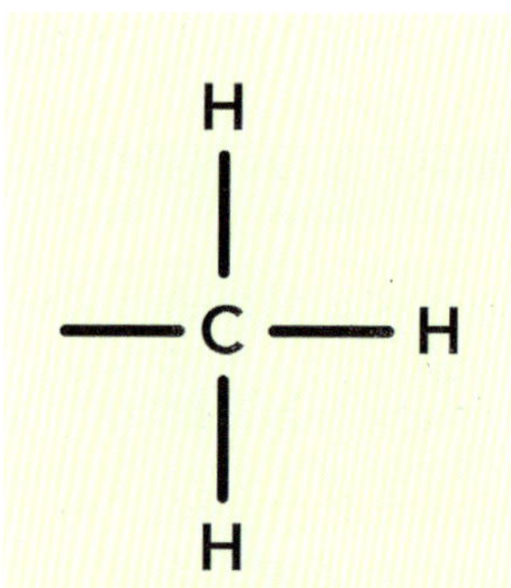

Die Methylgruppe

Der Methylierungszyklus läuft fast in jeder Körperzelle ab und regelt die optimale Bereitstellung von Methylgruppen. Er besteht im engeren Sinne aus Methionin und dem Folsäure-Zyklus; im weiteren Sinne auch aus dem Biopterin-Zyklus.

Der Methioninzyklus sichert die Bereitstellung des wichtigsten Methylgruppen-Überträgers, des s-Adenosylmethionins (SAMe). Ausgangspunkt ist die essentielle Aminosäure Methionin. Diese wird unter Verbrauch von Mangan, Magnesium, Vitamin B12 und mitochondrialem ATP zu SAMe. Sobald dieses wiederum seine Methylgruppe abgibt, zum Beispiel an ein anderes Enzym, wird es zu S-Adenosyl-Homocystein, das in einem weiteren Schritt enzymatisch zu Homocystein umgewandelt wird.

Dieses neurotoxische und gefäßschädigende Molekül wird über drei Wege abgebaut. Zwei davon recyceln es über den Verbrauch von B12/Folat bzw. Betain/Cholin zu Methionin zurück. Im dritten Schritt wird Homocystein unter Verbrauch von Vitamin B6 in Cystathionin und Cystein umgewandelt und weiter zu Glutathion und Taurin umgebaut.

Wenn eine Störung in der Aktivierung des Folats auftritt, hat das Auswirkungen auf viele nachgeschaltete Prozesse, nämlich z. B. auf

- den Abbau von zelltoxischem Homocystein (unter Zuhilfenahme von Vitamin B6 und B12)
- die Erneuerung der Schleimhautzellen
- die Blutbildung (ein hoher MCV-Wert im Blutbild zeigt häufig einen Folatmangel an)
- den Aufbau von s-Adenosylmethionin (SAMe)
- die Unterstützung der Bildung von Glutathion, einem wichtigen Zellentgifter
- die Bildung von Carnitin und Coenzym Q10 und damit auf die Energiegewinnung der Zelle
- die Bildung von Phospholipiden, der Bausubstanz unserer Zellmembranen
- die Blutgerinnung
- den Aufbau von Melatonin, Serotonin, Dopamin, Noradrenalin und Adrenalin
- die (epigenetische) Methylierung und Neubildung von DNA und RNA

Und gerade die beiden letzten Punkte zeigen, dass unsere Neurotransmitter ohne eine normale Methylierung nicht aufgebaut werden können und auch unsere Gene nicht methyliert, d. h. epigenetisch verändert werden können.

Neurotransmitter

Das Gehirn besitzt ca. 100 Milliarden Nervenzellen. Wie in einer riesigen Kommunikationszentrale werden ständig Nachrichten empfangen, weiterverarbeitet, gespeichert und versendet. Die Nervenzellen sind nicht direkt miteinander verbunden. Sie sind durch eine sogenannte Synapse getrennt. Die Kommunikation, das ist die Weiterleitung bestimmter Botenstoffe (Neurotransmitter), verläuft in erster Linie über biochemische Signale.

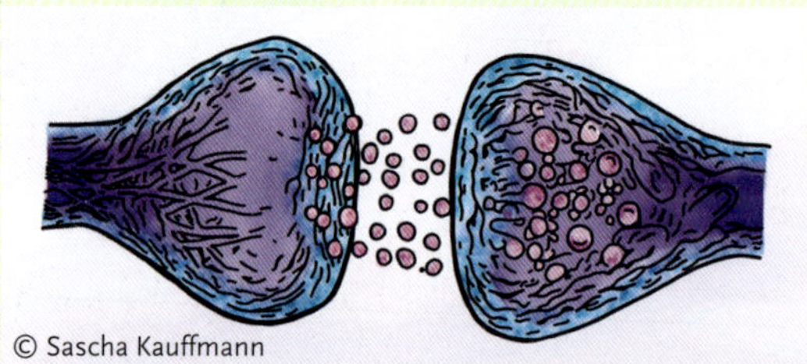

Die Kommunikation zwischen Nervenzellen über Synapsen

- Serotonin
- Dopamin
- Noradrenalin
- Adrenalin

Die ausreichende Menge und regelrechte Weiterleitung dieser Botenstoffe zwischen den Nervenzellen beeinflussen, ob Sie

- sich gut konzentrieren und fokussieren können
- kreativ sind
- Interessen entwickeln und Entdeckerdrang verspüren
- einen langfristigen Plan entwickeln und diesen auch umzusetzen
- sich gut entspannen und erholsamen Schlaf finden können

Moment mal, werden Sie vielleicht sagen: Das sind ja dieselben Neurotransmitter, die wir in unserem Ratgeber »Natürlich High« als »Glückshormone« beschrieben haben. Ja – dies ist korrekt. Dieselben Neurotransmitter, die uns glücklich machen, sind auch für unsere geistige Leistungsfähigkeit mit verantwortlich.

Homocystein gut – alles gut?

Der Methylierungszyklus reguliert auch das Recycling des eben erwähnten Homocysteins, ein Zellgift, das u.a. auch Arteriosklerose verursachen kann, wenn es nicht regelrecht abgebaut wird bzw. zu Methionin recycled wird. Oftmals hört man die Aussage, ein MTHFR-Gendefekt stelle kein Problem dar, solange der Homocysteinspiegel in Ordnung sei. Wenn Sie sich jetzt noch einmal den gesamten Methylierungskreislauf vor Augen führen, werden Sie selbst feststellen, dass diese Aussage nicht stimmt. Der Homocysteinspiegel wird noch von vielen anderen Genen mit reguliert, z.B. vom CBS-Gen. Es kann daher durchaus ein normaler Homocysteinspiegel vorliegen und gleichzeitig ein Mangel an Methylfolat.

Von offizieller schulmedizinscher Seite wird dem MTHFR-Gen leider keine Beachtung geschenkt, es sei denn, der Homocysteinspiegel liegt bei über 50 mcmol/L (einen solchen Wert haben wir in vielen Jahren unserer Praxistätigkeit nicht einmal erlebt, wohl aber Werte zwischen 10 und 30 mcmol/L, die mit einer MTHFR-Mutation in Zusammenhang standen). Auch im Rahmen einer Kinderwunschdiagnostik wird das MTHFR-Gen in der Regel nicht untersucht, obwohl in der wissenschaftlichen Literatur Hinweise auf einen Zusammenhang mit vermehrten Fehl- und Frühgeburten zu finden sind.

Ob eine Beeinträchtigung der Methylierung vorliegt, lässt sich – neben der Überprüfung des Homocystein- und des Folatspiegels – zusätzlich anhand dieser Funktionsmarker des Methylierungskreislaufs überprüfen:

- SAMe/SAH
- Methionin (der direkte Vorläufer von SAMe)
- Cholin
- Betain

Diese so genannten Methylgruppendonatoren (sie bringen Methylgruppen in den Stoffwechsel ein) lassen sich im Blut bzw. im Urin recht einfach untersuchen und zeigen uns, ob die Methylierungsprozesse im Körper gut funktionieren.

Methylgruppendonatoren			
S-Adenosylmethionin	7,9	µmol/g Krea	> 7,5
Betain	17,5	µmol/g Krea	29 - 85
Cholin	10,8	µmol/g Krea	13 - 30
Methylierungskapazität			
SAM/SAH Ratio	7,6	Ratio	> 9

Die Methylgruppen können durch eine Urinprobe untersucht werden.
Mit freundlicher Genehmigung Labor Biovis Diagnostik MVZ GmbH

Methylgruppen kann man essen: Cholin, SAMe, Vitamin B2 und Methylfolat

Sollten Sie homo- oder heterozygot von einer MTHFR-Mutation betroffen sein, macht eine gründliche weitergehende Labordiagnostik in Bezug auf die wichtigsten Methylgruppendonatoren und auch die beteiligten Mikronährstoffe Sinn. Sollten sich dabei Mängel an den Mikronähstoffen zeigen, so ist eine vorübergehende, manchmal aber auch längerfristige Versorgung mit Methylfolat, Vitamin B2, SAMe erforderlich.

Methylfolat

Methylfolat ist als Nahrungsergänzungsmittel erhältlich und sollte immer dann in Erwägung gezogen werden, wenn ein Mangel an Folat vermutet wird, weil z. B. ein erhöhter Bedarf besteht: in der Schwangerschaft, in Stresssituationen, bei Rauchern, bei regelmäßigem Alkoholverzehr oder auch einer Medikamenteneinnahme, die den Folsäureverbrauch erhöht. Die Menge richtet sich individuell nach Körpergröße und Gewicht. Üblich sind Dosen zwischen 400 und 800 mcg Methylfolat am Tag.

Achten Sie bitte darauf, dass folgende Angaben auf der Verpackung stehen:

- 5-MTHF

  oder
- 5-Methylfolate

  oder
- 5-Methyltetrahydrofolate

  oder
- Quatrefolic®

Grundsätzlich ist es immer sinnvoll, den Spiegel an **aktiviertem** Folat im Blut (nicht: Folsäure) bestimmen zu lassen. Denn nicht selten ist dieser trotz MTHFR-Mutation im Normbereich.

Bei einem Mangel sollte natürlich substituiert werden. Wenn Sie mit der Einnahme methylierter Folsäure beginnen, sollten Sie diese möglichst in geringen Dosen einschleichen, da zum Teil Nebenwirkungen wie Unruhezustände und Kopfschmerzen auftreten können. Fangen Sie vielleicht mit 100 mcg an und steigern Sie die Dosis in Abhängigkeit von der Verträglichkeit.

Riboflavin (Vitamin B2)

Vitamin B2 ist Bestandteil des MTHFR-Enzyms und kann als wichtigster Cofaktor seine Funktion unterstützen. Gerade bei Menschen mit der C677T-Variante kann eine erhöhte Riboflavingabe die Funktion von MTHFR oft deutlich verbessern.

Gute Vitamin B2-Quellen sind Milchprodukte, Fisch und Fleisch. Bei nachgewiesenem Mangel und Untermethylierung empfehlen wir die Einnahme von 10 bis 50 mg täglich begleitend.

Wichtig zu wissen: Vitamin B2 färbt den Urin neongelb. Das ist ein physiologischer Vorgang und kein Grund zur Beunruhigung.

SAMe (s-Adenosylmethionin)

SAMe ist die aktive Form der essentiellen Aminosäure Methionin. Diese müssen wir täglich mit der Nahrung zuführen, um SAMe bilden zu können. Gute Quellen für Methionin sind alle Fleisch- und Fischprodukte. Gemüse und Obst sind allerdings – mit Ausnahme von Sojabohnen – eher arm an Methionin. Für die Umwandlung in SAMe benötigt der Körper Vitamin B12. Hierfür sind Fleisch- und Fischprodukte ebenfalls die beste Quelle.

Viele Menschen leiden, ohne dass sie es wissen, an Vitamin B-12-Mangel, da der Spiegel sehr selten korrekt im Blut gemessen wird. Menschen mit chronischen Magenbeschwerden oder Personen, die regelmäßig Magensäureblocker (Protonenpumpen-Hemmer) einnehmen, sind überproportional häufig von einem B12-Mangel betroffen.

SAMe hat eine wichtige Funktion für den Serotonin- und Melatoninstoffwechsel. Der amerikanische Wissenschaftler Dr. William Walsh sagt dazu: »SAMe ist ein Methylgruppendonator für mehr als 80 wichtige Stoffwechselprozesse im Körper. Es fungiert zudem als natürlicher Serotonin-Wiederaufnahme-Hemmer, indem es die Expression der Serotonin-Transporter-Gene (SERT) so beeinflusst, dass der Serotoninabbau an den Synapsen gebremst wird. Der Serotoninspiegel wird so wieder auf ein höheres Niveau gebracht. Während die klassischen Antidepressiva vom Typ SSRI (Serotonin-Wiederaufnahme-Hemmer) die Membrane der SERT-Proteine schädigen (und auf diese Weise das Serotonin künstlich erhöhen), reduziert SAMe lediglich die Menge an SERT-Proteinen bereits nach wenigen Wochen, jedoch ohne diese zu schädigen.«

Ohne ausreichende Mengen an Methylfolat ist die SAMe-Synthese beeinträchtigt. Daher empfehlen wir allen, die zu depressiven Symptomen oder Angststörungen neigen und einen SAMe-Mangel aufweisen, die Einnahme von 200 bis 800 mg SAMe täglich.

Zwei Dinge sind noch zu berücksichtigen:

1) **Die Wirkung auf COMT**
SAMe kann die Inaktivierung von Katecholaminen beschleunigen, so dass eine therapeutische Gabe auch immer vor diesem Hintergrund überlegt werden muss. Ein bereits schnelles COMT-Gen (Fast-COMT), kann daher durch eine SAMe-Gabe noch weiter beschleunigt werden, was einen bereits bestehenden Katecholaminmangel noch verstärken kann. Auf das COMT-Gen gehen wir im nächsten Kapitel ausführlich ein.

2) **Wechselwirkung mit Medikamenten**
SAMe sollte nicht zusammen mit Triptanen und Psychopharmaka vom Typ der Serotonin-Wiederaufnahme-Hemmer (SSRI) einge-

SAMe und das Serotonin-Transporter-Gen (SERT)

Der amerikanische Wissenschaftler Dr. William Walsh erläutert die Bedeutung von SAMe folgendermaßen: »SAMe liefert sogenannte Methylgruppen für mehr als 80 wichtige Stoffwechselprozesse im Körper (zum Beispiel bei der Entgiftung). Ohne SAMe laufen diese Prozesse nicht regelrecht ab. Zudem wirkt es als natürlicher Serotonin-Wiederaufnahme-Hemmer, indem es die Serotonin-Transporter-Gene (SERT) so beeinflusst, dass der Serotoninabbau an den Synapsen gebremst wird. Der Serotoninspiegel wird so wieder auf ein höheres Niveau gebracht. Während die klassischen Antidepressiva vom Typ SSRI (Serotonin-Wiederaufnahme-Hemmer) auch auf diese Gene einwirken, dabei aber die Membranen der SERT-Proteine schädigen, reduziert SAMe lediglich die Menge an SERT-Proteinen, jedoch ohne diese zu zerstören.«

nommen werden, da es in sehr seltenen Fällen zu einem Serotonin-Syndrom beitragen kann, das lebensbedrohlich verlaufen kann.

Cholin/Betain

Cholin ist die Ausgangssubstanz für Betain und wichtig für alle Membranstrukturen. Cholin ist außerdem wichtig für die Bildung von Acetylcholin, dem Neurotransmitter des parasympathischen Nervensystems. Der tatsächliche Bedarf an Cholin ist laut der Deutschen Gesellschaft für Ernährung (DGE) bisher nicht bekannt. Daher hat die DGE keine Referenzwerte oder Empfehlungen veröffentlicht. Gute Cholinquellen sind Eier, insbesondere das Eigelb, Kürbiskerne, Kalbsleber und Kartoffeln. Der Bedarf ist von Person zu Person sehr unterschiedlich, daher ist eine Cholin-Bestimmung über den Urin sinnvoll.

Der Methylgruppen-Donator Betain wird auch aus Cholin hergestellt. Bei Cholin- oder Betainmangel empfehlen wir die tägliche Einnahme von 500 mg in Form des besonders gut bioverfügbaren Phosphatidylcholins.

Eine zu hohe Cholinzufuhr kann im Darm zu einer übersteigerten Bildung von Trimethylamine-N-Oxide (TMAO) führen. TMAO gilt als wichtiger Risikofaktor für die Bildung von Arteriosklerose.

Das COMT-Gen

Das COMT-Gen liegt auf dem Chromosom 22 und enthält den Bauplan für das Enzym Catechol-O-Methyltransferase (COMT), das verschiedene chemische Substanzen inaktiviert, vor allem die so genannten Katecholamine:

- Dopamin
- Noradrenalin
- Adrenalin

Genau genommen wirken COMT und MAO-A zusammen bei der Inaktivierung und beim Abbau der Katecholamine. Wir betrachten aber aus Gründen der Anschaulichkeit beide Enzyme separat.

Katecholamine – die Moleküle für Kreativität und Fokus

Die Aminosäuren Phenylalanin und Tyrosin sind die wichtigsten Baustoffe, um über die Zwischenstufe L-Dopa im präfrontalen Kortex des Gehirns und im Mark der Nebennieren Dopamin herzustellen. Noradrenalin – die Halbschwester von Dopamin – entsteht aus Dopamin durch nur eine einzige enzymatische Umwandlung, die als Cofaktoren jedoch reichlich Kupfer, Vitamin C und Vitamin B3 benötigt. Adrenalin entsteht dann durch einen weiteren Syntheseschritt aus Noradrenalin unter Verbrauch von SAMe.

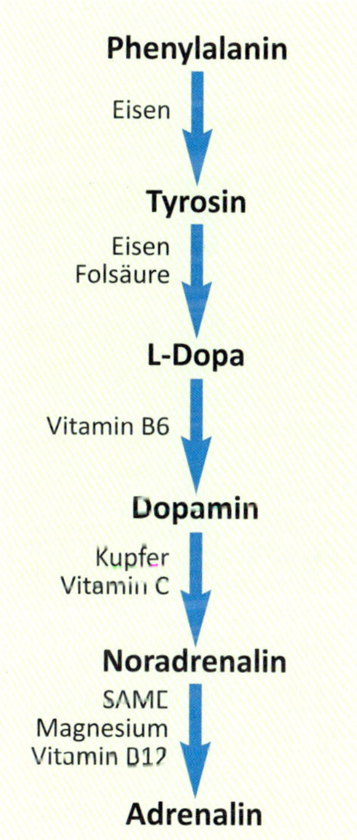

Der Aufbau der Katecholamine

»Ein Hormon regiert die Welt« – so lautet der Titel eines sehr empfehlenswerten Buches (erschienen bei RIVA), das der

Psychiater und Verhaltenswissenschaftler Daniel Liberman ausschließlich dem Neurotransmitter Dopamin gewidmet hat.

Ohne Dopamin gibt es keine Weiterentwicklung, Forschung, Entdeckungen und kognitive Hochleistungen. Dopamin treibt uns an. Der Antrieb, der Dopamin in uns auslöst, ist das, was die Menschheit dahin gebracht hat, wo sie heute ist ... im positiven wie im negativen Sinne ... *ein Hormon regiert die Welt.* Tatsächlich haben wir Menschen von allen Lebewesen den höchsten Dopaminspiegel im Gehirn. Letztendlich ist alles, was das menschliche Gehirn jemals erdacht und entwickelt hat, auf der Basis von Dopamin entstanden. Sei es die Entdeckung Amerikas, die Entwicklung der Jupitersymphonie oder auch »nur« das Erlernen des Alphabets eines Erstklässlers.

- **Dopamin** weckt den Entdeckerdrang in uns, eine erhöhte Wahrnehmungsfähigkeit, Kreativität und vor allem eine ungeteilte Aufmerksamkeit.

- **Noradrenalin** ist für ein gutes Durchhaltevermögen, eine hohe Konzentration und ein gutes Gedächtnis zuständig.

- **Adrenalin** ermöglicht eine schnelle Reaktionsfähigkeit und Auffassungsgabe.

Diese drei Neurotransmitter haben nicht nur die geistige Entwicklung der Menschheit ermöglicht, sondern auch das reine physische Überleben.

Im normalen Alltag steht uns immer ein Grundspiegel an Neurotransmittern zur Verfügung. Dies ändert sich aber, wenn wir unter Stress stehen. Dann werden die Katecholamine vermehrt im Nebennierenmark und im Gehirn gebildet. Diese ermöglichen eine schnelle Reaktion auf die (vermeintliche) Gefahr, indem der Blutdruck ansteigt, die Konzentration zunimmt und der Blutzuckerspiegel steigt. Dies ist ein automatisches Notfall-Programm, das uns in den vielen Jahren der Evolution das Überleben gesichert hat. Ist die Gefahr gebannt, sollten die Katecholamine möglichst schnell inaktiviert bzw. abgebaut werden, da sie sonst den Organismus z. B. durch hohen Puls und Blutdruck zu stark belasten.

Etwa 30 Prozent der europäischen Bevölkerung weisen eine genetische Variante mit stark reduzierter Aktivität dieser Enzyme auf (SLOW-COMT-Variante, auch: 108/158 Met-Genotyp). Bei etwa 20 Prozent der Bevölkerung liegt ein FAST-COMT (FAST-COMT-Variante, auch: Val-Allel, rs4680, oder Val-Genotyp) vor.

Sowohl ein zu schnelles (FAST-COMT) als auch ein zu langsames (SLOW-COMT) COMT-Gen kann zu gravierenden Problemen führen.

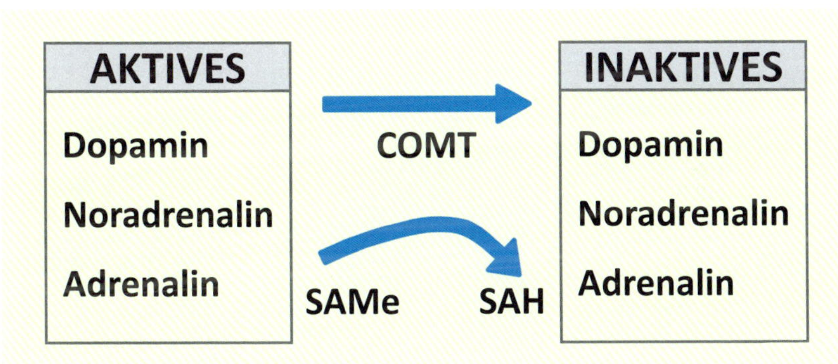

Die Inaktivierung der Katecholamine durch COMT

FAST-COMT: Konzentrationsstörungen und Depressionen

Eine erhöhte COMT-Aktivität (Val-Val-Genotyp) sorgt für einen übermäßig schnellen Abbau von Dopamin und Noradrenalin (und auch Adrenalin) und kann so zu einem komplexen Symptombild führen, das einer depressiven Erkrankung ähnelt:

- Antriebslosigkeit
- Konzentrationsstörungen
- Gedächtnisstörungen
- Verlust des Interesses an Neuem

Catechol-O-Methyl-Transferase (COMT)	
	Homozygot G/G (Val/Val) Im vorliegenden Fall wurde die als"Rapid Metabolizer"bezeichnete Wildtyp-Variante (Val/Val)homozygotnachgewiesen.

Befund FAST-COMT
Mit freundlicher Genehmigung Labor Biovis Diagnostik MVZ GmbH

Neurotransmitter				
Dopamin	174,43	µg/g Crea	130 - 240	
Noradrenalin	25,08	µg/g Crea	15 - 36	
Adrenalin	5,52	µg/g Crea	2,0 - 5,5	

Die Katecholamine können durch eine Urinprobe untersucht werden.
Mit freundlicher Genehmigung Labor Biovis Diagnostik MVZ GmbH

ADHS – ein Dopamin-Mangel-Syndrom?

Das Aufmerksamkeits-Defizit-und-Hyperaktivitäts-Syndrom, kurz ADHS, ist nicht neu: Im Jahre 1845 hat der Psychiater Dr. Heinrich Hoffmann das klinische Bild des hyperaktiven Kindes, durch die Charaktere »*Zappelphilipp*«, »*Hans-Guck-in-die-Luft*« und den »*bösen Friederich*« in seinem Buch »*Struwwelpeter*« gezeichnet. Immer häufiger kommen besorgte Eltern in unsere Praxis und berichten von dem »Aufmerksamkeitsdefizit-und-Hyperaktivitäts-Syndrom (ADHS)« ihres Kindes. Meist wird die Diagnose recht früh – bereits im Grundschulalter – gestellt und in vielen Fällen direkt auch die passende pharmakologische Behandlung mit dem Wirkstoff Methylphenidat (z.B. Ritalin®, Medikinet®) eingeleitet.

Tatsächlich erhöht Methylphenidat den Dopamin- und auch den Noradrenalinspiegel im zentralen Nervensystem. Das sehen wir auch bei unseren Patienten, deren Dopaminspiegel im Urin vor und nach Gabe von Methylphenidat gemessen wird. Mit einem erhöhten Dopamin- und Noradrenalinspiegel steigen auch Motivation, Stimmung und Wachheit.

Oft hat sich durch einen jahrelang bestehenden Dopamin- und Noradrenalinmangel ein Schul- und Leistungsversagen entwickelt, so dass das gesamte Thema »Lernen« negativ besetzt ist. Aus unserer Erfahrung ist es besonders wichtig, dass bei jahrelangem Lernfrust neue Wege beschritten werden.

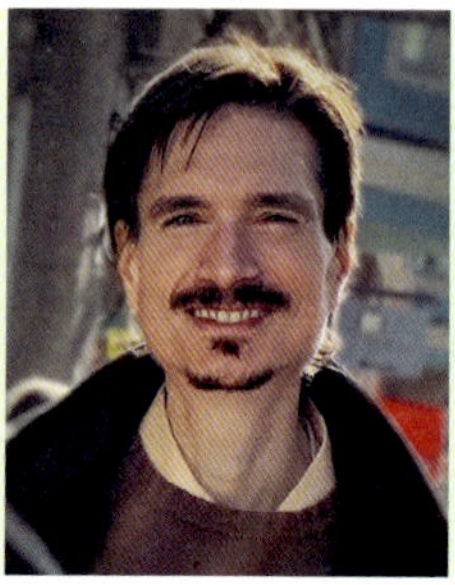

Interview mit Andreas Giermaier

Lernen soll Freude machen!

Andreas Giermaier beschäftigt sich seit vielen Jahrzehnten mit gehirngerechtem Lernen und effektiven Lerntechniken. Gemeinsam mit Vera F. Birkenbihl gründete er den Blog »Lernen der Zukunft«, den er nach ihrem frühen Tod zu einer festen Institution ausbaute. Mittlerweile erweitert um einen YouTube-Kanal inspirieren Herrn Giermaiers Interviews regelmäßig eine ständig wachsende Fan-Gemeinde. Wir haben uns mit ihm unterhalten.

Herr Giermaier, was genau ist »Lernen der Zukunft«?

Andreas Giermaier: Ein »Lernen der Zukunft« ist für mich weit umfassender als das, was wir heutzutage als Lernen, das oft mit Pauken verwechselt wird, bezeichnen.
Lernen der Zukunft bedeutet eigentlich LEBEN. Denn wir müssen lernen, um uns ein glückliches erfolgreiches und auch gesundes Leben zu kreieren.

Ein Lernen der Zukunft, wie ich es zusammen mit Vera F. Birkenbihl verstehe, bedeutet, das eigene in mir wohnende Potenzial zu erforschen, zu entfalten und dann in Kooperation mit anderen noch darüber hinauszuwachsen. Es bedeutet, dass wir erkennen dürfen, dass viele der Grenzen, die wir uns im Kopf zurechtlegen, nicht der Realität entsprechen, sondern nur eine Meinung sind. Hier war Vera F. Birkenbihl eine wirkliche Pionierin. Sie hat aufgezeigt, dass es ein »Lernversagen« gar nicht gibt und jeder Mensch **mit** Freude lernen kann.

Warum fällt es Erwachsenen so schwer, mit Freude bewusst etwas zu (er-)lernen bzw. warum ist Lernen für viele mit Anstrengung verbunden?

Andreas Giermaier: Unser Schulsystem hat die meisten von uns gelehrt, dass es harter Anstrengung bedarf, um etwas zu lernen. Man müsse sich Dinge hart erarbeiten, um zu einem Lernerfolg zu gelangen. Darüber hinaus mussten wir oftmals in der Schule Dinge lernen, die uns wenig bis gar nicht interessieren (weil wir nicht wissen, warum wir sie lernen sollten). Wir waren unausgeschlafen zu Zeitpunkten, an denen unsere körperliche Aufnahmefähigkeit nicht optimal gegeben war. Darüber hinaus wurden (und werden leider immer noch) Methoden genutzt, die noch in der militärischen Historie des Schulsystems begründet sind. Die Grundidee der Schule war es gewesen, neben den grundlegenden Fähigkeiten des Lesens, Rechnens und Schreibens den Kindern beizubringen, Autoritäten zu folgen und die von den Autoritäten vorgegebenen Regeln widerstandslos zu beachten.

Viele dieser Rituale finden wir heute noch immer, von der Art, wie Prüfungen abgehalten werden bis hin zu Strafmaßnahmen für Unaufmerksamkeit. Darüber hinaus hatten die meisten von uns in der Schulzeit das Gefühl, dem alleinigen Urteil einer Lehrperson ausgeliefert zu sein, sich unfair behandelt zu fühlen. Viele haben auch Erfahrung mit Mobbing gemacht. Diese Erfahrungen wirken für viele traumatisch und können noch Jahrzehnte später zu psychischen Störungen beitragen. Da wundert es mich ehrlich gesagt nicht, dass so viele **Lernen** nicht mehr mögen und der Aufruf zu »lebenslangem Lernen« eher wie ein Fluch denn ein Segen wirkt.

Wie geht es denn anders? Was sind Ihre Vorschläge?

Andreas Giermaier: Zuerst müssen wir für uns festlegen, warum und was denn überhaupt gelernt werden soll. Im Kindesalter wird dies wohl eher politisch entschieden, später sollten wir da einfach unseren Interessen folgen oder aber auch mal was ganz Anderes wagen. Lernen ist kein Muskeltraining, bei dem man »den Preis der harten Arbeit bezahlen muss«, um danach ein gutes Gedächtnis oder andere verbesserte kognitive Fähigkeiten zu haben. Lernen ist vielmehr das, was passiert, während wir freudvoll Dinge erforschen und ausprobieren, die uns faszinieren, in Situationen, die uns zum Weitermachen motivieren.

Wenn wir die Zeit um uns herum nicht mehr wahrnehmen und uns darauf freuen, wann immer wir damit weitermachen dürfen, dann wird im Gehirn vor allem Dopamin gebildet. Heutzutage kennen diese intensiven Glücksgefühle viele nur mehr vom »Zocken« oder vom Extremsport wie Bungee-Jumping oder Fallschirmspringen. Doch wir können solche Glückserfahrungen auch beim Lernen erfahren, insbesondere, wenn wir uns Spiele bauen. Denn beim Spielen gibt es auch Niederlagen, aber wir wissen, wenn wir weitermachen, werden wir immer besser. Und dazu müssen wir nicht pauken. Auch werden beim Spielen eine Menge an Stresshormonen ausgeschüttet, doch dies ist kurzzeitiger Stress, der uns dabei hilft, stärker zu werden. Darüber hinaus lernen wir, dass wir, auch wenn wir es im ersten Anlauf vielleicht nicht ans Ziel schaffen, mit wiederholter Anstrengung den Erfolg meistern können.

Woran es in der Schule immer noch mangelt, sind Methoden und Ansätze der Gehirn-gerechten, neueren Pädagogik, die das Ziel verfolgt, die Lernfreude der Kleinen aufrechtzuerhalten und zu stärken. Wenn man z. B. den Geografie-Unterricht in Form einer Quizshow abhalten würde, anstatt aus einem Lehrbuch vorzulesen, oder wenn man in Biologie gemeinsam einen Garten anlegen würde, sich in die Wälder der Umgebung begibt und sich über eine längere Zeit hinweg fächerübergreifend in ein Thema vertiefen würde, wären der Lernerfolg und die damit verbundene Lernfreude um ein Vielfaches höher.

Was empfehlen Sie Menschen konkret, die einen Weg aus kognitiven Störungen mit Brain Fog, Konzentrations- und Gedächtnisstörungen suchen?

Andreas Giermaier: Lebenslanges Lernen bedeutet auch zu erkennen, dass Körper und Geist **nicht** getrennt voneinander funktionieren können, sondern dass das eine fortwährend auf das andere einwirkt. Wir dürfen den Körper nicht vernachlässigen: Aktive Bewegung gehört neben ausreichend gutem Schlaf zu den wichtigsten Faktoren für ein gesundes Gehirn.

Darüber hinaus empfehle ich zwei Dinge gerade bei Brain Fog: Eine tägliche kalte Dusche. Beginnend mit 15 Sekunden am ersten Tag, jeden Tag 30 Sekunden länger. Ich bin derzeit bei sechs Minuten, die ich als ideal empfinde. Kalte Duschen sind keine persönliche Leidenschaft, im Gegenteil, ich bin eine männliche Frostbeule, die Kälte gar nicht mag. Aber die immense Vielfalt positiver Effekte überzeugt mich jeden Tag wieder. Zum einen lernt man jeden Tag wieder, Grenzen zu überwinden, die berühmte Komfortzone zu überschreiten.

Kaltes Duschen in Zusammenhang mit einer bewussten tiefen Atmung hat aber auch klare Vorteile für unser Gehirn: Das Herz-Kreislauf-System wird angekurbelt. Die Wirkung für das Herz-Kreislauf-System ist zu vergleichen mit einem kurzen Workout. Die Durchblutung wird enorm verbessert. Darüber hinaus werden (positiv wirkende) Stresshormone wie Noradrenalin ausgeschüttet. Ein weiterer Faktor ist, dass Muskelwachstum durch die Ausschüttung des HGH (Wachstumshormon) angeregt werden soll. Und der für das Gehirn vielleicht wichtigste Faktor: Die kalte Dusche kann zur beschleunigten Heilung kranker Zellen beitragen und wirkt allgemein entzündungshemmend. Durch gesteigertes Muskelwachstum alleine haben wir einen Effekt auf unseren Hirnstoffwechsel (siehe z. B. Brain Derived Neutrophatic Factor).

Ich hatte die Freude, mehrere lange Gespräche mit dem »Iceman« Wim Hof persönlich zu führen (siehe LernenDerZukunft.com). Demnach scheint auch der zweite Part Atmung wichtig. Dazu atmet man 30-mal tief ein und nur wenig aus (eine Art langsame Hyperventilation) und hält dann die Luft an, so lange es geht (meist zwischen 1 bis 4 Minuten). Dann atmet man tief ein, hält die Luft für 15 Sekunden im Körper und macht zwei weitere Runden. Für eine detaillierte Anleitung und weitere Infos empfehle ich diesen Link: https://LernenDerZukunft.com/wimhof. Die Methoden von Wim Hof werden derzeit u.a. von der Psychologin Prof. Dr. Elisa Epel von der University of San Francisco wissenschaftlich untersucht.

Die zweite Übung für ein besseres Gedächtnis ist ein Journal oder Tagebuch. Es gibt jahrzehntelang laufende Studien, die die positiven Wirkungen belegen. Vor allem das Notieren der angenehmen Erlebnisse und Gedanken scheint sich dabei positiv auszuwirken. Der Epidemiologe David Snowdon hat 600 Nonnen im Alter von 76 bis 107 über viele Jahre untersucht und dabei herausgefunden, dass die Nonnen, die regelmäßig ein Tagebuch schrieben, nicht nur geistig aktiver, sondern auch körperlich vitaler waren. Sie befassten sich bis ins hohe Alter immer wieder gerne mit neuen Themen, was diese »Aufwärtsspirale« wiederum anfachte. Und genau das soll »Lernen Der Zukunft« sein. Eine Aufwärtsspirale in ein gelingendes Leben.

FAST-COMT: Hilfreiche Nähr- und Pflanzenstoffe

Um ein gestörtes Katecholamingleichgewicht wiederherzustellen, ist es vor allem wichtig, dass die Zellen immer mehr als nur ausreichend mit den entsprechenden Nährstoffen versorgt werden, um den erhöhten Bedarf auch schnell zu decken. Fehlt nur einer der vielen Bau-, Hilfs- und Betriebsstoffe, ist der Aufbau verzögert, was das den Katecholaminmangel noch verstärkt.

Wir empfehlen allen Menschen mit einem FAST-COMT-SNP zunächst einmal anhand von Laboruntersuchungen ihre Versorgung mit den Synthesestoffen für die Katecholamine zu untersuchen. Im Anhang haben wir die wichtigsten Laborparameter mit den Referenzbereichen der Einfachheit halber aufgeführt.

Unabhängig davon haben wir mit dem folgenden Einnahmeschema für die ersten vier bis acht Wochen gute Erfahrungen bei unseren Patienten erzielt.

Präparat	Dosierung und Tageszeit	Bemerkung
Tyrosin oder Phenylalanin	500 mg morgens 500 mg morgens	
Vitamin B6 als Pyridoxin oder Pyridoxal-5-Phosphat	25 mg morgens 25 mg morgens	
Folat (Folsäure)	400 mcg morgens	als Methylfolat einnehmen
Vitamin D	3.000 I.E. pro Tag morgens	bei nachgewiesenem Mangel auch kurzfristig mehr (in Absprache mit dem Arzt oder Heilpraktiker)
Jod	300 mcg pro Tag morgens	als Kaliumjodid oder gebunden in Algen (Bioqualität)
Vitamin C	1000 mg	optimal aus der Acerolakirsche, bei Unverträglichkeit auch Vitamin C-Ester; eine Labormessung ist nicht erforderlich
Omega-3-Fettsäuren EPA und DHA	2000 mg zu einer Mahlzeit	
Heilpilz Hericium	3 x 500 mg Hericiumpulver	
CBD-Öl	3 x 5 Tropfen 5 % und höhere Konzentrationen	möglichst lange auf der Mundschleimhaut belassen
Mucuna pruriens	500 mg	enthält pflanzliches L-Dopa

Nach dieser Zeit sollte in jedem Fall eine Laborkontrolle erfolgen, um zu sehen, ob die Nerven- und Nebennierenzellen optimal mit diesen Nährstoffen versorgt sind.

Vorsicht bei der Einnahme von SAMe!
SAMe ist das Substrat, das das COMT-Enzym noch weiter zur Arbeit anregt. Daher kann eine isolierte Einnahme z. B. als Nahrungsergänzungsmittel ein FAST-COMT noch beschleunigen.

SLOW-COMT: Burnout und chronische Schmerzen

Eine verminderte COMT-Aktivität (MET/MET-Genotyp) kann besonders in und nach Stresssituationen zu anhaltend hohen Katecholaminwerten führen. Der Körper »badet« viel häufiger und vor allem länger in Dopamin, Noradrenalin und Adrenalin. Dies wirkt sich auf Puls, Blutdruck, Blutzucker und die Mikronährstoffversorgung aus. Auch hier können langfristig Depressionen, aber auch Aggressionen und mittelfristig auch eine Burnout-Erkrankung die Folge sein. Menschen mit SLOW-COMT-SNP haben das Gefühl, ständig unter Strom zu stehen und nur schwer abschalten zu können. Stresssituationen belasten diese Menschen sowohl körperlich als auch geistig deutlich mehr und Erholungsphasen dauern deutlich länger.

Katecholamine				
Adrenalin	5,99	µg/g Crea	2,0 - 5,5	
Noradrenalin	41,93	µg/g Crea	15 - 36	
Dopamin	2113,26	µg/g Crea	130 - 240	
	Werte wurden kontrolliert.			
Noradrenalin/Adrenalin Quotient	7,00	Quotient	3 - 6	
Kreatinin enzym. (Urin)	894	mg/l	400 - 2780	

Hohe Katecholaminspiegel bei SLOW-COMT-SNP
Mit freundlicher Genehmigung Labor Biovis Diagnostik MVZ GmbH

Neurotransmitter				
Dopamin	117,90	µg/g Crea	130 - 240	
Noradrenalin	15,00	µg/g Crea	15 - 36	
Adrenalin	2,27	µg/g Crea	2,0 - 5,5	

Katecholaminmangel bei FAST-COMT
Mit freundlicher Genehmigung Labor Biovis Diagnostik MVZ GmbH

Die Katecholamine steuern auch unser Schmerzempfinden. Hohe Spiegel gehen oft mit einer gesteigerten Schmerzwahrnehmung einher. Eine langsame Inaktivierung der Katecholamine durch ein SLOW-COMT-Gen ist daher für Erkrankungen, die mit chronischen Schmerzen einhergehen, problematisch. Wir haben uns mit einer Schmerztherapeutin über diese Zusammenhänge unterhalten.

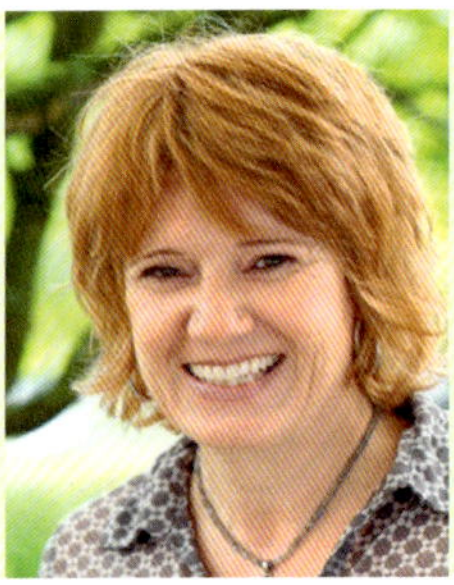

Interview mit der Schmerztherapeutin Dr. Angelika Hellstern:

COMT-Polymorphismen und chronische Schmerzen

Wie können sich SLOW-COMT-Polymorphismen auf die Schmerzwahrnehmung auswirken?

Dr. Angelika Hellstern: Nach meiner Erfahrung sind unter den chronischen Schmerzpatienten, die ich betreue, eher Menschen mit SLOW-COMT-Varianten zu finden. Es gibt auch eine ganze Reihe von Studien, die zeigen konnten, dass Menschen mit reduzierter COMT-Aktivität schmerzempfindlicher sind als Menschen mit normaler oder erhöhter COMT-Aktivität. Untersucht wurde dies bereits für Krankheitsbilder wie Fibromyalgie, Spannungskopfschmerz, Migräne, chronische Rückenschmerzen, craniomandibuläre Dysfunktion, Tumorschmerzen sowie auch für postoperative Schmerzen z. B. nach Hüftgelenkersatz oder nach Operationen am offenen Herzen.

Betroffene Patienten haben häufig einen deutlich erhöhten Bedarf an Schmerzmitteln und leider auch ein höheres Risiko für eine Schmerz-Chronifizierung. Es konnte ferner nachgewiesen werden, dass Menschen mit SLOW-COMT auch mehr Angst vor Schmerzen haben, das ist ebenfalls ein wichtiger Aspekt.

Wie können SLOW-COMT-Patienten im Therapiealltag ihre SNP berücksichtigen, auch bei der Auswahl von Schmerzmitteln?

Dr. Angelika Hellstern: Ein wichtiger Schlüssel ist erstmal das Wissen um die biochemischen Vorgänge, die mit einer reduzierten COMT-Aktivität verbunden sind. Unter dem Einfluss der Stresshormone befindet sich der Körper ständig im Sympathikus-Modus. Klassischerweise leiden solche Menschen oft unter Angststörungen und Panikattacken.

Verschiedene Entspannungsverfahren werden in der Schmerztherapie eingesetzt. Diese Menschen sind aber meist gar nicht in der Lage, sich auf die üblichen Entspannungstechniken wie Meditation, Autogenes Training oder Progressive Muskelrelaxation einzulassen. Nicht selten laufen jahrelang Psychotherapien ohne wirklichen Fortschritt, weil hier einfach die Biochemie im Weg steht. Ich habe mehrfach erlebt, dass Patienten eine große Entlastung erfahren allein durch das Wissen um ihre Genetik und die damit verbundenen Symptome. Aufgestaute Schuldgefühle fallen dann von den Schultern und neue Therapieoptionen tun sich auf.

Das Enzym COMT spielt nicht nur bei Stresshormonen eine wichtige Rolle, sondern auch beim Abbau von Arznei- und Umweltschadstoffen wie aromatischen Kohlenwasserstoffen, Benzpyrenen, Dioxinen, Furanen und PCB. Betroffene können diese Substanzen nur eingeschränkt verstoffwechseln und haben Probleme beim Entgiften. Das kann auch dazu führen, dass Medikamente generell schlecht vertragen werden oder ungewöhnlich starke Nebenwirkungen auslösen. Leider gibt es immer wieder Kollegen, die solche Patienten dann als psychisch auffällig einstufen, weil ihnen die biochemischen Hintergründe nicht geläufig sind.

Ganz typisch sind Reaktionen mit Herzrasen, Bluthochdruck, Kopfschmerzen und Unruhe durch adrenalinhaltige Nasensprays oder Lokalanästhetika, die häufig beim Zahnarzt zum Einsatz kommen. Bei SLOW-COMT sollte unbedingt auf Adrenalin-Zusätze verzichtet werden, dadurch reduziert sich dann allerdings auch die Wirkdauer einer Betäubungsspritze, so dass gegebenenfalls frühzeitig nachgespritzt werden muss. Speziell bei opioidartigen Schmerzmitteln kann die Wirkdauer ebenfalls verkürzt und der Bedarf deutlich erhöht sein.

Alle Verfahren, die das parasympathische System unterstützen, sind sinnvolle Therapiebausteine, so haben sich in meiner täglichen Praxis zum Beispiel Akupunktur und Magnetfeldtherapie gut bewährt. Als medikamentöse Optionen können CBD, Cholin, SAMe, Ashwagandha, Progesteron und auch LDN (Low Dose Naltrexon) sehr hilfreich sein.

Empfehlen Sie chronischen Schmerzpatienten generell eine Untersuchung des COMT-Gens?

Dr. Angelika Hellstern: Eine generelle Empfehlung würde ich nicht aussprechen. Typische Aspekte für einen COMT-Test (nach dem Prinzip »je mehr, je eher«) sind für mich:

- Muskelschmerzen, hartnäckige Muskelverspannungen
- Kopfschmerzen
- Angst- und Panikstörungen
- Schlafstörungen
- Hochsensibilität (psychisch und/oder physisch)
- Östrogendominanz, PMS, Pille nicht vertragen

- Medikamentenunverträglichkeiten
- innere Unruhe, Entspannung nur über Sport möglich
- Magen-Darm-Probleme, Reizdarm, Nahrungsmittelunverträglichkeiten
- Belastung mit toxischen Metallen
- Infektanfälligkeit, Reaktivierung chronischer Erreger wie z. B. Epstein-Barr-Virus
- Hypoglykämieneigung

SLOW-COMT: SAMe und Stressmanagement

SAMe ist der wichtigste Cofaktor für das COMT-Enzym. Eine ausreichende Bereitstellung von SAMe über den Methylierungszyklus ist besonders für Menschen mit einem SLOW-COMT-SNP wichtig, da bei einem SAMe-Mangel das ohnehin schon langsame Enzym noch schlechter arbeitet.

Daher macht eine Urin-Untersuchung zur Untersuchung des SAMe-Spiegels in regelmäßigen Abständen Sinn.
Auch die regelmäßige Zufuhr von SAMe als Nahrungsergänzungsmittel hat sich bewährt, allerdings kommt es immer wieder zu Unverträglichkeiten. Eine zu hohe Dosierung von SAMe kann zu den typischen Übermethylierungssymptomen wie

- innerer Unruhe
- Angst und Panik
- hohem Blutdruck

führen. Wer SAMe nicht verträgt, kann auch die essentielle Aminosäure Methionin (direkte Vorstufe von SAMe) verwenden.

Bei einer Dauereinnahme von Methionin oder SAMe sollte vierteljährlich der Homocysteinspiegel überprüft werden, um einen ungewollten

Anstieg zu vermeiden. Bei einem Anstieg sollte die Einnahme von Vitamin B12, Vitamin B6 und Folat angepasst werden.

Wir haben mit dieser Dosierung bei unseren Patienten gute Erfahrung gemacht:

Präparat	Dosierung und Tageszeit	Bemerkung
SAMe	400 – 800 mg, 2 Stunden nach dem Abendessen	nicht bei Einnahme von SSRI, SNRI oder von Triptanen, dann Methionin
oder		
Methionin	1000 mg	

Eine übersteigerte Katecholaminsynthese wird vor allem durch Stress getriggert. Daher sind alle Maßnahmen, die Stress abbauen, dazu geeignet, ein eher langsames COMT zu entlasten. Diese sollten einen festen Platz in Ihrem Alltag finden, z. B. durch

- Kraft- und Ausdauersport (hierzu auch die Ausführungen von Prof. Dr. Ingo Froböse in diesem Buch)
- ausreichend Schlaf
- Meditation/Autogenes Training
- Waldbaden (ausgedehnte Waldspaziergänge)
- Yoga

Ergänzend helfen nach unserer Erfahrung folgende Naturstoffe, um eine beschleunigte, stressbedingte Katecholaminsynthese zu reduzieren:

Präparat	Dosierung und Tageszeit	Bemerkung
Passionsblumen-Extrakt	3 x 425 mg	
CBD-Öl	3 x 5 Tropfen 5 % und höhere Konzentrationen	möglichst lange auf der Mundschleimhaut belassen
Ashwagandha	500 bis 1000 mg	

SLOW-COMT: Risikofaktor Catecholöstrogene

Das COMT-Gen regelt nicht nur die Inaktivierung der Katecholamine, sondern auch den regelrechten Abbau der weiblichen Geschlechtshormone Östrogene. Diese werden ab der Pubertät in den Eierstöcken der Frau gebildet. Sie sind die Voraussetzung für einen normalen monatlichen Zyklus und die Fruchtbarkeit. Sie spielen aber auch für die Gesundheit von Knochen, Haut und Schleimhaut eine wichtige Rolle. Auch Männer produzieren Östrogene, vor allem in den Hodenzellen bzw. durch Umwandlung aus Testosteron sowie im Fettgewebe, speziell im Bauchfett.

Östrogene werden zunächst mit Hilfe der CYP-Enzyme (Cytochrom P450) in der Leber in die so genannten Catecholöstrogene umgewandelt. Diese müssen möglichst schnell durch COMT inaktiviert werden, da sie mit einem erhöhtem Risiko an Brust-, Gebärmutter- und Eierstockkrebs und bei Männern auch mit Prostatakrebs in Verbindung gebracht werden. Menschen mit einem SLOW-COMT sind daher gefährdet, durch hohe Mengen Catecholöstrogenen belastet zu sein.

Für Menschen mit einem SLOW-COMT ist es daher wichtig, sich vor chronisch hohen Östrogenspiegeln, auch Östrogendominanz, zu schützen, um das COMT-Enzym nicht zu überlasten. Auch ein bewusster Umgang mit Stress, d. h. Stressmanagement besonders in der zweiten Zyklushälfte, wirkt sich auf das hormonelle Gleichgewicht positiv aus. Wir setzen zum aktiven Stressabbau auf Sport. Hierzu wird Prof. Dr. Ingo Froböse im späteren Verlauf dieses Buches noch hilfreiche Tipps geben.

Lassen Sie uns anhand dieser Grafiken erläutern, wie sich die Östrogene und Catecholöstrogene im Verlauf eines Monatszylus bei verschiedenen COMT-Typen darstellen können.

1. Zyklusverlauf bei regulärer COMT-Aktivität

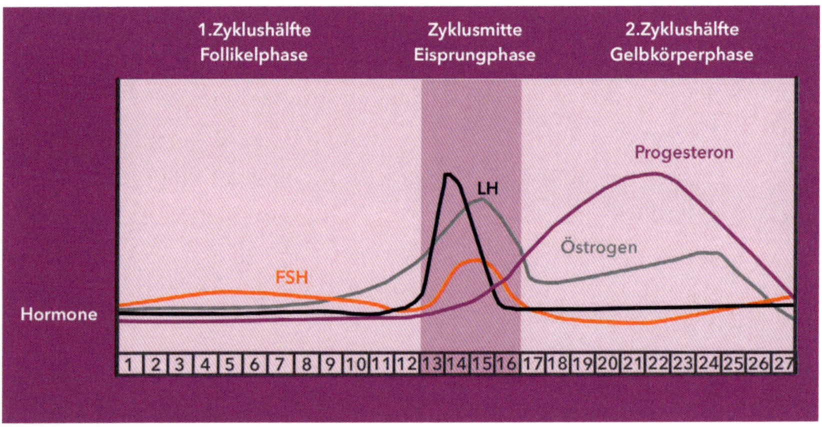

Normales COMT: regelrechter weiblicher Monatszyklus

2. Möglicher Zyklusverlauf bei langsamer COMT-Aktivität

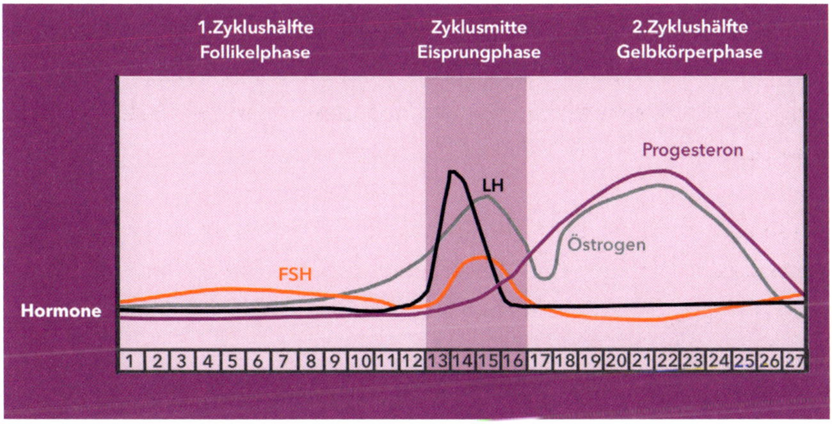

Hier ist ein zu hoher Östrogenspiegel dargestellt, der zu einer Östrogendominanz führt. Das Verhältnis zwischen Progesteron und Östrogen ist gestört. Typische Symptome sind insbesondere in der zweiten Zyklushälfte: Depressionen, starke Menstruation, Wassereinlagerungen und auch Gereiztheit sowie Konzentrationsstörungen. Menschen mit einem SLOW-COMT haben dadurch häufig einen Überschuss an schädlichen Catecholöstrogenen.

3. Möglicher Zyklusverlauf bei schneller COMT-Aktivität

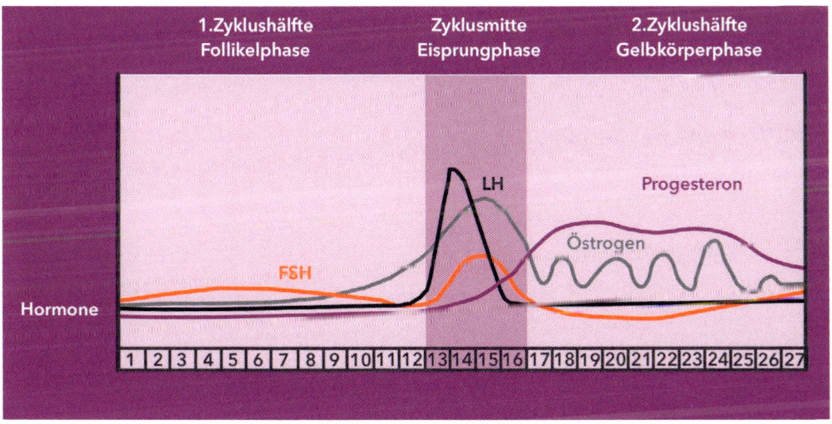

In diesem Fall ist ein zu niedriger Östrogenspiegel mit deutlichen Schwankungsintervallen dargestellt. Das schnelle COMT baut Östradiol – neben den Katecholaminen – zu schnell ab. Dies führt im Allgemeinen zu Menstruationsstörungen, herabgesetzter Fruchtbarkeit und frühzeitigen Wechseljahressymptomen, obwohl die Eierstöcke noch regelrecht arbeiten. Der Vorteil ist, dass kein Risiko durch Catecholöstrogene besteht.

Was ein hormonelles Ungleichgewicht bedeutet und wie man sich davor schützen kann, hat uns Deutschlands bekannteste Gynäkologin, Frau Prof. Dr. Ingrid Gerhard, erklärt.
Wir haben uns mit ihr über die Bedeutung einer hormonellen Balance, von Catecholöstrogenen, Östrogendominanz und Neurotransmittern unterhalten.

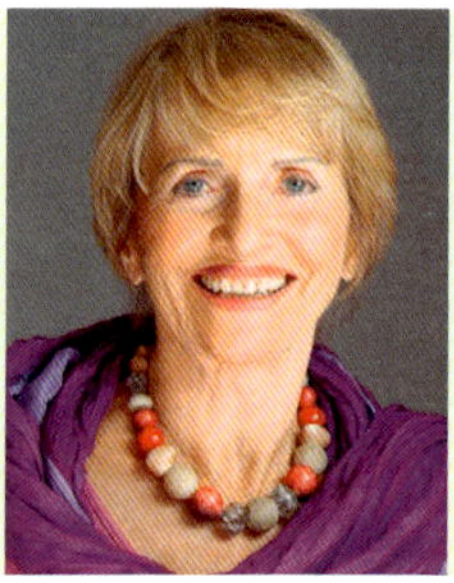

Interview mit der Gynäkologin
Prof. Dr. Ingrid Gerhard:
Catecholöstrogene unbedingt reduzieren!

Das COMT-Enzym inaktiviert nicht nur die Katecholamine, sondern auch Östrogene. Was bedeutet dies für Frauen mit einem langsamen COMT-Enzym?

Prof. Dr. Ingrid Gerhard: Betroffene Frauen sollten unbedingt darauf achten, sich möglichst wenig (unnötigem) Stress auszusetzen, so dass das COMT-Enzym nicht primär Stresshormone abbauen muss und noch Kapazitäten hat, um die sogenannten Catecholöstrogene abzubauen. Diese Östrogene gelten als besonders krebserregend. Daher ist es grundsätzlich wichtig, dass sich Frauen nicht dauerhaft in einem Zustand der Östrogendominanz befinden oder sich besonders hohen Östrogenspiegeln aussetzen. Eine Östrogendominanz erleben viele Frauen in der Perimenopause (Wechseljahre). D.h., das Progesteron, unser Hormon in der zweiten Zyklushälfte und Gegenspieler von Östrogen, sinkt ab und wir merken dies an Symptomen wie PMS mit Brustspannen, Wassereinlagerungen, Schlafstörungen und depressiven Verstimmungen vor allem in der zweiten Zyklushälfte.

Was ist der Grund für die Östrogendominanz?

Prof. Dr. Ingrid Gerhard: Die wichtigsten Ursachen aus meiner Sicht sind zum einen die hormonellen Verhütungsmethoden, die Antibabypille mit Gestagenen (= synthetisches Progesteron, das im Stoffwechsel nicht die Funktion von Progesteron erfüllen kann), die Minipille und auch die Hormonspirale. Darüber hinaus fehlen vielen Frauen oft wichtige Mikronährstoffe (B6 und weitere B-Vitamine, Jod, Vitamin D, Magnesium, Zink, Omega-3-FS), um Progesteron überhaupt aufbauen zu können.

Durch unseren Lebensstil und die Industrienahrung wird unser Darm krank. Darmbakterien, die nötig sind, um u.a. Östrogene zu verstoffwechseln und über den Darm auszuscheiden, finden nicht genügend Futter (Präbiotika, eine Form von Ballaststoffen). Diese überflüssigen Östrogene werden über die Leber recycled. Das bedeutet eine vermehrte Belastung der Leber und das Risiko einer Östrogendominanz.

Hinzu kommen Übergewicht, Funktionsstörungen der Eierstöcke und vor allem Dauerstress. Leider sind Umweltbelastungen auch zunehmend schuld am Progesteronmangel: Zum einen als toxische Belastungen, die den Stoffwechsel und die Aktivität der Mitochondrien stören, zum anderen als hormonaktive Substanzen, sogenannte endokrine Disruptoren, die den Steroid-Stoffwechsel beeinflussen und häufig östrogen-ähnlich wirken. Als modernes Gift wirkt Elektrosmog, der die Durchlässigkeit der Blut-Hirn-Schranke verändert und wichtige Regelkreise im Gehirn und den Hormondrüsen stört.

Wie wirkt sich speziell Dauerstress auf das Östrogen-Progesteron-Verhältnis aus?

Prof. Dr. Ingrid Gerhard: Bei Dauerstress aktiviert der Körper die Ausschüttung von Cortisol in der Nebennierenrinde. Da Cortisol aus Progesteron hergestellt wird, sinkt der Progesteronspiegel infolge des erhöhten Verbrauchs. In der Folge bleiben Eisprünge aus und es kommt allein dadurch schon zu einer Östrogendominanz. Daher ist Dauerstress auch eine ungünstige Voraussetzung, um schwanger zu werden.

Bei Dauerstress steigt auch der Prolaktinspiegel und sorgt ebenfalls für ein sinkendes Progesteron. Zudem führt Dauerstress im Nebennierenmark und im Gehirn zu einer erhöhten Bereitstellung von Dopamin, Noradrenalin und Adrenalin, was – wie schon erwähnt – die Abbausysteme COMT belastet.

Ganz entscheidend ist aber auch, dass Dauerstress und der damit verbundene Progesteronmangel sich auf die Funktion von GABA negativ auswirkt. Daher klagen Frauen (aber auch Männer) in diesen Fällen unter Reizbarkeit, depressiven Verstimmungen und Schlafstörungen. Progesteronmangel ist in der heutigen Zeit mit den vielfachen Stressbelastungen leider sehr häufig und kann zu starken Einschränkungen der Lebensqualität führen. Leider wird diesem Phänomen in der normalen gynäkologischen Sprechstunde kaum Beachtung geschenkt.

Wie lässt sich ein Progesteronmangel feststellen?

Prof. Dr. Ingrid Gerhard: Für Frauen mit regelrechtem Zyklus von 28 Tagen ist es sinnvoll, am 22. Zyklustag eine Blutabnahme durchzuführen. Es bietet sich an, bei der Gelegenheit auch die anderen

Geschlechtshormone – Östrogen und Testosteron – sowie die Nebennierenrindenhormone Cortisol und DHEA zu bestimmen. Ein Speicheltest ist bei vorhandenem Zyklus nicht sinnvoll. Frauen nach den Wechseljahren und Männer können die Laboruntersuchung zu jedem Zeitpunkt durchführen.

Mit welchen natürlichen Mitteln lässt sich der Progesteronhaushalt stabilisieren?

Prof. Dr. Ingrid Gerhard: Zunächst muss die Ursache für den Hormonmangel gefunden werden. Ist es Dauerstress – bei stark erhöhten Cortisolwerten – sollte in jedem Fall versucht werden, den Lebensstil zu ändern. Alles was für Entspannung sorgt, ist sinnvoll: Waldspaziergänge, Sport, Yoga, Meditation und nicht zu vergessen ausreichend Schlaf. Denn eine gute Melatoninproduktion in der Nacht kann maßgeblich zu einer Cortisol- und Katecholaminreduktion beitragen, was dann den Progesteronspiegel wieder regulieren kann und somit COMT entlastet.

Häufig ist auch ein Vitamin B6-Mangel die Ursache für eine Östrogendominanz. Ohne Vitamin B6 funktioniert nicht nur die Glückshormonsynthese nicht, sondern die Umwandlung von Cholesterin in Progesteron kommt ebenfalls zum Erliegen. Die Anti-Baby-Pille ist im Übrigen der wichtigste Vitamin B6-Räuber bei Frauen. Frauen, die jahrelang die Pille einnehmen und dann absetzen, um schwanger zu werden, haben u. a. durch leere Vitamin B6-Speicher häufig hormonelle Probleme, wie z. B. das Post-Pill-Syndrom mit starken Störungen des Zyklus.

Ich setze auch gerne Pflanzenheilmittel ein, die gleichzeitig auf die Stress- und Hormonachse wirken, wie z. B. Alchemilla (Frauenmantel), Agnus castus (Mönchspfeffer), Engelwurz und Traubensilberkerze sowie Nachtkerzenöl.

Sie erwähnten auch, dass es wichtig ist, sich generell vor zu hohen Östrogenspiegeln zu schützen.

Prof. Dr. Ingrid Gerhard: Unsere Körper produzieren Östradiol in unseren Fettzellen, daher ist Übergewicht auch ein wichtiger Aspekt. Gerade bei Männern mit Übergewicht (Bauchfett!) steigt aus diesen Gründen ebenfalls das Östradiol, was auch für Männer mit einem langsamen COMT ungünstig ist. Bestehendes Übergewicht sollte daher unbedingt abgebaut werden. Darüber hinaus sollte bei Menschen mit einem langsamen COMT jede Hormontherapie, insbesondere mit Östrogenen, gut überlegt sein. Das gilt im Übrigen für die bio-identische genauso wie für die klassische Hormontherapie, z. B. im Rahmen der Wechseljahre oder auch durch die Anti-Baby-Pille.

Durch Umweltschadstoffe wird unser Körper darüber hinaus ständig mit sogenannten Xeno-Östrogenen überschwemmt, die durch ein langsames COMT ebenfalls schlecht entgiftet werden. Diese Stoffe haben hormonähnliche Wirkungen und befinden sich in Kosmetika, Kleidung, im Trinkwasser und im Mikroplastik. Auch dies stellt eine große Herausforderung für ein langsames COMT-Enzym da.

Ein Zuviel an bestimmten Östrogenen und vor allem eine Östrogendominanz ist ungünstig für unser Neurotransmittergleichgewicht. Was ist denn, wenn zu wenig Östrogen vorhanden ist, z.B. bei Dauerstress oder in der Menopause?

Prof. Dr. Ingrid Gerhard: Auch dieser Zustand kann sich negativ auf unser Gehirn auswirken. Wir wissen von Frauen mit einem schnellen COMT, die auch Östrogene schnell abbauen, dass sie häufiger an Zyklusstörungen leiden. Wenn diese Frauen älter werden, dann fehlt ihnen Östrogen schneller, da sie im Verhältnis zu Frauen mit normalem oder langsamen COMT geringere Östrogenspiegel haben. Dies ist ein Risikofaktor für die Entwicklung von Östrogenmangelerkrankungen und Osteoporose.

Zudem braucht auch unser Gehirn einen gewissen Spiegel an Östrogen. Dies haben Forschungen über Östrogen und den Brain Derived Neurotrophic Factor gezeigt. Hier spielt eine gewisse Menge an Östrogen eine Rolle bei der Reparatur von Nervenzellen. Mit anderen Worten: Wer ein Fast-COMT und eine Einschränkung beim BDNF besitzt, sollte für eine gute Östrogenbereitstellung bis ins hohe Alter sorgen. Dies muss nicht unbedingt über eine Hormonersatztherapie erfolgen, sondern hier leisten auch Phytoöstrogene gute Dienste, z. B. Leinsamen, Granatapfel.

Lesetipp: Ingrid Gerhard »Das Frauen-Gesundheitsbuch«, Trias Verlag Stuttgart 2020 und ihr erfolgreicher Blog www.netzwerk-frauengesundheit.com

Das MAO-A-Gen

Das MAO-A-Gen liegt auf dem X-Chromosom und enthält den Bauplan für das Enzym Monoaminoxidase A. Dieses hat die Aufgabe, den Neurotransmitter Serotonin (sowie zusammen mit COMT auch Dopamin und Noradrenalin) abzubauen, der in großen Mengen vor allem im zentralen Nervensystem und im Darm vorkommt. Eine Balance von Aufbau und Abbau von Serotonin ist entscheidend für die regelrechte Funktion des zentralen Nervensystems.

Am häufigsten (immerhin bei 30 % der Bevölkerung!) finden wir bei Europäern den MAO-A-uVNTR-Polymorphismus, der zu einem sehr schnellen Abbau von Serotonin führt. Es kann also sein, dass ein MAO A-Gen drei-, vier- oder fünfmal schneller MAO-A-Enzyme aufbaut, was dann wiederum zu einem stark beschleunigten Abbau von Serotonin im Gehirn und auch im Darm führt (FAST-MAO-A).
Bevor wir auf das FAST-MAO-A-Gen eingehen, möchten wir noch etwas genauer auf Serotonin und vor allem den Serotoninmangel eingehen.

Serotonin: Viel mehr als nur ein Glückshormon

Serotonin ist Ihnen sicherlich ein Begriff als »Glückshormon«. Es macht das Leben leicht, die Zukunftsvisionen rosig und gibt unseren Gedanken einen optimistischen Grundton. Im Darm lässt es die Peristaltik, die Eigenbewegung der Darmmuskulatur, gleichmäßig funktionieren. Übrigens: Oft liest man, der Serotoninspiegel im Gehirn lasse sich durch den Spiegel im Darm direkt beeinflussen. Dies ist nicht der Fall. Serotonin im Darm dient vor allem der Regulation der Peristaltik und wird im Darm wieder abgebaut (eben durch das MAO-A-Enzym). Es kann nicht über die Blut-Hirn-Schranke ins Gehirn gelangen.

Serotonin kann aber noch mehr: Es unterstützt uns beim Lernen und bei der Stärkung unseres Gedächtnisses. Nicht zuletzt sorgt es auch für einen erholsamen Schlaf, da es die Vorstufe unseres Schlafhormons Melatonin ist. Ohne ausreichenden Schlaf kann unser Gedächtnis nicht funktionieren. Sie sehen, das MAO-A-Gen hat mit seinem Bezug zum Serotonin ebenfalls eine wichtige Rolle, wenn es um einen klaren Kopf geht.

Serotonin wird aus der essentiellen Aminosäure Tryptophan aufgebaut. Hierfür werden noch Cofaktoren wie Vitamin B6 und Folat benötigt. In einem letzten Syntheseschritt wird aus Serotonin dann Melatonin in der Zirbeldrüse, auch Epiphyse genannt, hergestellt.

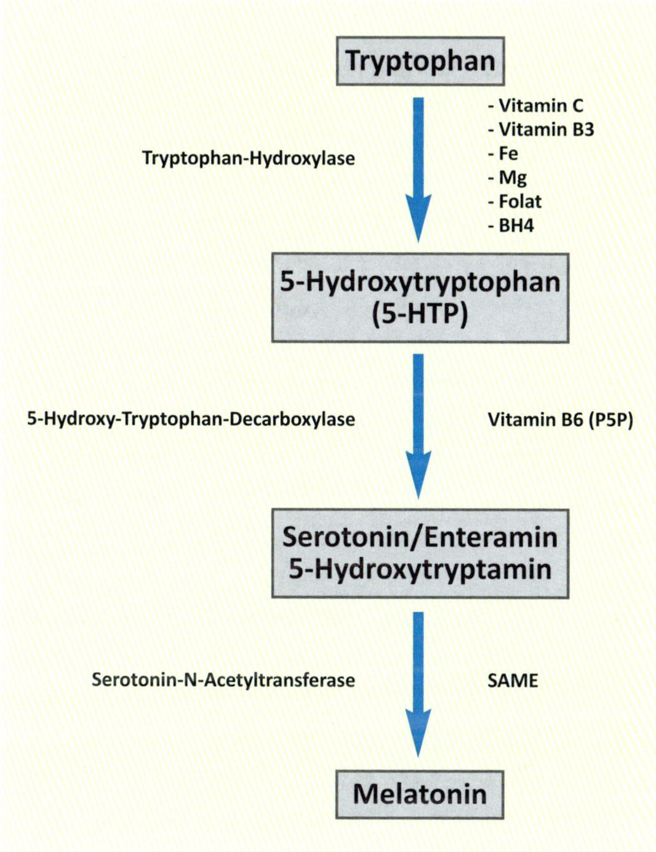

Der Aufbau von Serotonin und Melatonin

FAST-MAO-A: Brain Fog und Reizdarm

Vielleicht leiden Sie selbst an einem Serotonindefizit und haben neben einem schlechten Gedächtnis, fehlender Konzentration und schlechtem Schlaf noch andere typische Symptome wie Heißhungerattacken und Kopfschmerzen?

Menschen mit dem FAST-MAO-A Polymorphismus wundern sich oft, warum die herkömmlichen Empfehlungen wie die Einnahme von Tryptophan oder 5-HTP (aktiviertes Tryptophan, 5-Hydroxy-Tryptophan) sowie den Hilfsstoffen keinen wirklichen Effekt haben.

MAO-A	Homozygot 4,0 x VNTR Im vorliegenden Fall wurde das 4 x Repeats-Allel homozygot nachgewiesen.

Befund FAST-MAO-Gen. Mit freundlicher Genehmigung Labor Biovis Diagnostik MVZ GmbH

Wer bis zu viermal schneller Serotonin abbaut, darf sich nicht wundern, dass die Zellen mit dem Aufbau nicht so schnell hinterherkommen. Daher leiden Menschen mit einem FAST-MAO-A aufgrund tendenziell eher niedriger Serotoninspiegel häufiger unter Depressionen, Angsterkrankungen, Gedächtnis- und Konzentrationsstörungen. Ein Serotoninmangel im Darm, der auch durch ein FAST-MAO-A ausgelöst werden kann, wird hingegen mit dem Reizdarm-Syndrom in Verbindung gebracht.

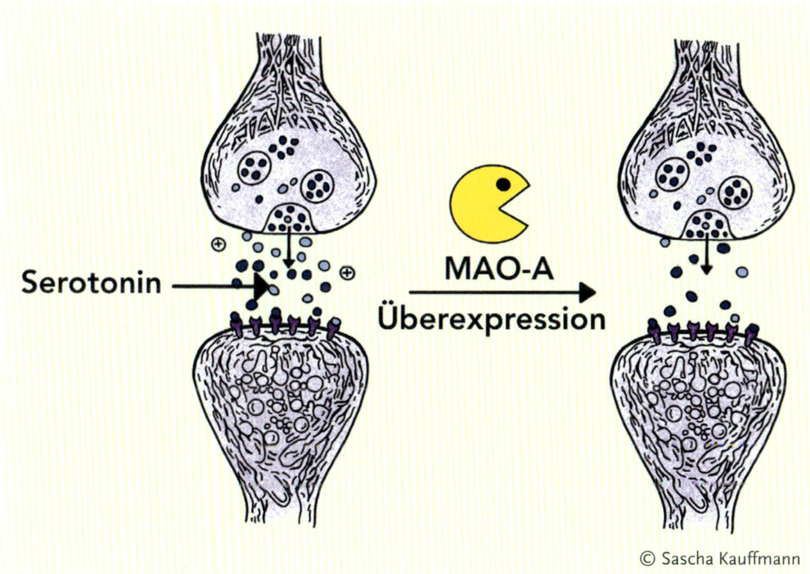

Der Abbau von Serotonin durch MAO

Die Bedeutung der Monoaminoxidase beim Abbau von Serotonin und bei der Entstehung und Behandlung von Angst und Depressionen ist schon lange bekannt. Das Medikament Iproniazid wurde bereits in den 1950er-Jahren als erstes Antidepressivum überhaupt zugelassen. Seine Wirkung beruht auf der Hemmung der Monoaminoxidasen und dem dadurch verursachten Anstieg von Serotonin. Seitdem wurde noch eine Reihe weiterer sogenannter »MAO-Hemmer« als Antidepressiva zugelassen. Sie werden allerdings aufgrund ihrer vielen Nebenwirkungen nur äußerst selten verschrieben.

In den letzten Jahrzehnten hat die Verordnung von Psychopharmaka vom Typ der selektiven Serotonin-Wiederaufnahme-Hemmer (SSRI) wie zum Beispiel Fluoxetin, Sertralin, Citalopram, Paroxetin, Escitalopram und Fluvoxamin stark zugenommen. Sie wirken auf den Serotoninspiegel im Gehirn, indem sie die Wiederaufnahme verzögern. Mit anderen Worten: Es wird den Nervenzellen künstlich relativ mehr Serotonin zur Verfügung gestellt, was sich auf die oben beschriebene

Serotonin-Mangel-Symptomatik oft positiv auswirkt. Allerdings leider nicht ohne Nebenwirkungen.

FAST-MAO-A: Wenn die Gene den Schlaf rauben

Unser Gehirn steht während unserer Wachphasen unter Dauerstress. Vom ersten Moment unseres Erwachens an schaltet es um in den Hochleistungsmodus. Ständig müssen Reize verarbeitet, umgebaut und abgelegt werden. In der Nacht bzw. während unseres Schlafes ist das Gehirn nicht untätig. Es sortiert um und legt Informationen ab (Gedächtnis), regeneriert sich (Brain-Derived Neurotrophic Factor, BDNF) und reinigt vor allem sich selbst. Seit einigen Jahren kennt man das glymphatische System, eine Art Selbstreinigungsmechanismus, der dafür zuständig ist, dass Stoffwechselprodukte und Toxine abgebaut werden. Diese Vorgänge benötigen jedoch Zeit, genau genommen etwa sechs bis acht Stunden.

Wie viel Erholung gönnen Sie Ihrem Gehirn in der Nacht? Sechs Stunden? Sieben Stunden? Oder schaffen Sie häufig nur fünf Stunden? Die meisten Gehirne benötigen ca. sieben bis acht Stunden Schlaf pro Nacht, um gut zu funktionieren. Es kommt aber nicht alleine auf diese sieben bis acht Stunden an, sondern auch auf die Qualität des Schlafes in dieser Zeit.

Eine Schlafnacht verläuft normalerweise in Zyklen von ca. 100 Minuten. Diese wiederholen sich pro Nacht fünf- bis sechsmal. Jeder Zyklus ist in weitere fünf Phasen unterteilt:

- Einschlafphase (5 bis 30 Minuten pro Nacht)
- Leichtschlaf (3 Stunden pro Nacht)
- REM-Schlaf (2 Stunden pro Nacht)
- Tiefschlaf (1,5 bis 2 Stunden pro Nacht)
- Aufwachphase (30 Minuten pro Nacht)

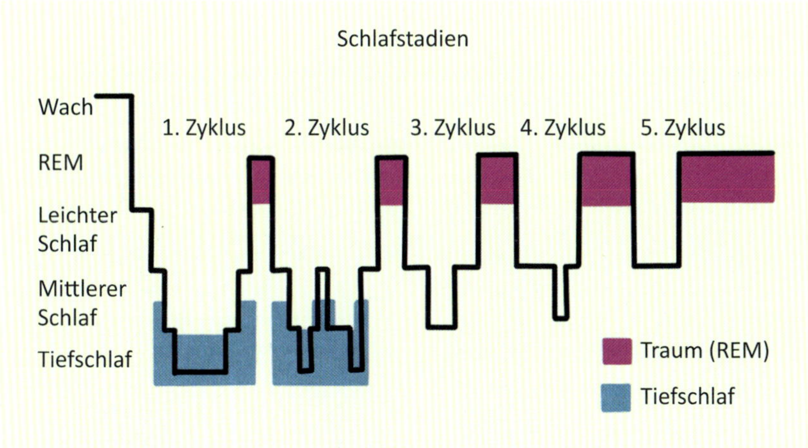

Unser Schlaf wird in unterschiedliche Schlafphasen unterteilt.

Eine gute Schlafqualität lässt sich vor allem anhand des Melatoninspiegels im Speichel überprüfen. Dieses Hormon wird in der Epiphyse (Zirbeldrüse) unseres Gehirns während der Abend- und Nachtstunden produziert. Abnehmendes Tageslicht führt zu vermehrter Melatoninausschüttung, was uns müde macht und das Einschlafen fördert.

Die Voraussetzung für eine physiologische Melatoninproduktion ist eine ausreichende Menge an Serotonin. Besteht ein Serotoninmangel, ist die Melatoninproduktion zwangsläufig auch gestört. Steht dem Organismus ausreichend Serotonin zur Verfügung, muss dieses in der Zirbeldrüse unter Verbrauch von aktiviertem Methionin (s-Adenosylmethionin, MTHFR-Gen!) in Melatonin umgewandelt werden.

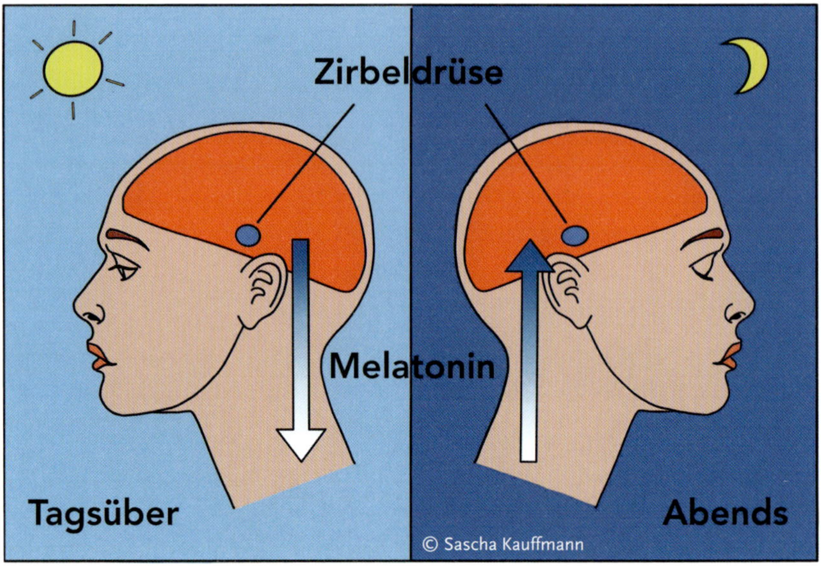

Der Melatoninspiegel sollte während der Nacht ausreichend hoch sein.

Niedrige Melatoninspiegel gehen oft mit einer zu geringen Anzahl von erholsamen Tiefschlafphasen einher. Wir benötigen pro Nacht ca. zwei Stunden Tiefschlafphasenzeit, in denen das Gehirn sich regenerieren und reparieren kann.

Melatonin (Nachtspeichel)			
Melatonin	7,01	pg/ml	> 20

Melatonin lässt sich durch eine Speichelprobe untersuchen.
Mit freundlicher Genehmigung Labor Biovis Diagnostik MVZ GmbH

Wir haben in unserer Praxis mittlerweile schon unzählige Messungen vorgenommen und kommen zu dem Schluss, dass Melatoninmangel ab dem 40. Lebensjahr fast die Regel ist.

Schlafstörungen haben oft weitreichende Auswirkungen auf den gesamten Körper, aber insbesondere auf unser Nervensystem und in jedem Fall auf die Funktion der Big 5-Gene. Bis vor einigen Jahren dachte man noch, dass Melatonin »nur« die Funktion eines Schlafhormons habe. Mittlerweise ist bekannt, dass es im **gesamten** Organismus vielfältige Aufgaben übernimmt, z. B.

- als Antioxidans, das stärker wirkt als Vitamin C und E
- als Gegenspieler von Cortisol
- zur Verbesserung der Bildung von BDNF
- bei der Regulation von MAO-A
- bei der Regulation von Dopamin und Noradrenalin
- in der Prävention und Therapie von Brustkrebs
- in der Prävention und Therapie von Alzheimer und Parkinson
- beim Abbau von Histamin im zentralen Nervensystem

FAST-MAO-A-Menschen bauen ihre Serotoninspiegel oft so schnell wieder ab, dass oft keine ausreichenden Mengen des Schlafhormons Melatonin gebildet werden können. Daher leiden die Betroffenen vielfach an starken Ein- und Durchschlafstörungen, aber auch an vielen anderen Symptomen, die oft gar nicht in Zusammenhang mit einem Melatoninmangel gesehen werden, wie z. B. Gedächtnisstörungen und Konzentrationsstörungen.

Der Arzt Dr. Jan-Dirk Fauteck ist einer der bekanntesten Melatoninexperten und Chronobiologen in Deutschland. Nach seinem Studium in Mailand, seiner Facharztausbildung in Münster und verschiedenen Stationen in Wissenschaft und Forschung leitet er heute die europäische Akademie für Präventions- und Anti-Aging-Medizin. In seinen Büchern und in den sozialen Medien informiert er fundiert über aktuelle wissenschaftliche Erkenntnisse zu Melatonin. Wir haben uns mit ihm unterhalten.

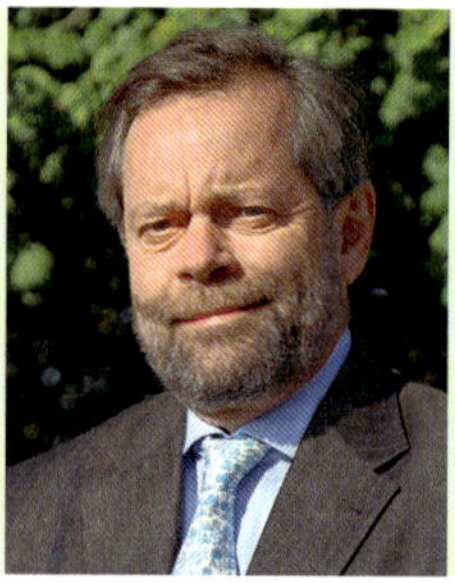

Interview mit Dr. Jan-Dirk Fauteck:

Melatonin – das Schweizer Messer unter den Hormonen

Sie nennen Melatonin »das Schweizer Messer unter den Hormonen«. Was ist damit genau gemeint?

Dr. Jan-Dirk Fauteck: Melatonin verfügt unter all den Hormonen, die unser Körper produziert, über ein multifunktionales Talent, das bisher alle Erwartungen übertroffen hat. So zeigen auch heute noch aktuelle Untersuchungen permanent neue Anwendungsgebiete, in denen Melatonin seine vielseitigen Wirkmechanismen unter Beweis stellt; dies z. B. auch seit Kurzem bei der Viruserkrankung COVID-19, wo sich herausgestellt hat, dass Melatonin den Verlauf, die Schwere der Erkrankung und den Erfolg der Impfungen wesentlich beeinflussen kann.

Melatonin ist entwicklungsgeschichtlich gesehen eine, wenn nicht sogar die älteste Substanz, die lebende Organismen, seien es Bakterien, Pflanzen, Insekten, Tiere inklusive des Menschen, synthetisieren und nutzen, um physiologische Prozesse zu kontrollieren. Daher ist es nicht verwunderlich, dass Melatonin neben seinem wohl bekanntesten Effekt, der Schlafregulierung, zahlreiche weitere wichtige Funktionen für unsere Gesundheit übernimmt: Es ist ein potentes Antioxidans und schützt daher vor den Schäden durch freie Radikale, stärkt das Immunsystem, senkt den Blutdruck und den Cholesterinspiegel und hilft dadurch, z. B. Herzerkrankungen vorzubeugen. Zudem ist es wirksam bei Krebs, Diabetes, Migräne, Augenerkrankungen und Problemen der Fruchtbarkeit, ebenso wie bei neuropsychiatrischen Störungen. Ein Pionier in der Melatoninforschung, Professor Russel Reiter aus Texas, sagte einmal:

»Wenn es Melatonin nicht macht, wer soll es dann machen?« Melatonin kann m. E. daher zu Recht als der »Star« oder eben das »Schweizer Messer« unter den Hormonen bezeichnet werden.

Welche Bedeutung hat Melatonin speziell für unser Gehirn und das zentrale Nervensystem?

Dr. Jan-Dirk Fauteck: Melatonin ist u. a. das Hormon, welches unsere innere Uhr mit dem Tag/Nacht-, also Hell/Dunkel-Rhythmus synchronisiert. Wird dieser circadiane Rhythmus wodurch auch immer gestört, z. B. Licht in der Nacht, Essen zur falschen Zeit, bestimmte Medikamente, kann dies immense negative Folgen für unsere Gesundheit haben und hier besonders für das Gehirn. Interessant in diesem Zusammenhang ist die Tatsache, dass die meisten neuropsychiatrischen Störungen wie Demenz, Alzheimer und Parkinson einen Tag-Nacht-Rhythmus aufweisen, der völlig aus dem Takt geraten zu sein scheint.

Studien haben darüber hinaus bereits belegt, dass die Melatoninwerte dieser Patienten bedeutend niedriger sind als bei gesunden Menschen. Bedenkt man aber, dass Melatonin einerseits die Nervenzellen vor dem altersbedingten und/oder krankheitsbedingten Untergang schützt, ein Problem, das bei allen o. g. neurodegenerativen Erkrankungen der Fall ist, kann man die therapeutische Bedeutung von Melatonin durchaus erahnen. Andererseits reguliert Melatonin, eingenommen zur richtigen Zeit, den circadianen Rhythmus und steuert so ebenfalls dem Fortscheiten dieser Erkrankungen entgegen. Daher mehren sich die klinischen Studien, die belegen, dass eine individualisierte Melatonin-Supplementierung nachweislich viele der Symptome dieser Erkrankungen, insbesondere neuronale Schädigungen und die daraus resultierenden Erkrankungen, verbessert.

Ein anderes Anwendungsgebiet ist der Bereich der Depressionen: Auch wenn die exakten pathophysiologischen Prozesse, die dazu führen, noch nicht zur Gänze geklärt sind, zeigen neuere Untersuchungen, dass oftmals eine Dysbalance der verschiedenen Hormone und Neurotransmitter dafür verantwortlich ist. Ein ausgeglichener Serotoninspiegel spielt hier sicherlich eine wesentliche Rolle. Dieses System ist seinerseits engstens mit dem von Melatonin verbunden. Denn während Melatonin vermehrt in der Nacht produziert wird und damit wichtige Regenerationsprozesse der Organe und Zellen nicht nur im Gehirn in Gang setzt, sorgt Serotonin am Morgen für Energie und wirkt stimmungsaufhellend. Produziert der Körper zu wenig Serotonin, wird auch Melatonin nicht mehr in ausreichendem Maße im Körper hergestellt – aber eben auch umgekehrt. Das Zusammenwirken dieses Duos ist daher die Grundvoraussetzung für geistige Gesundheit bis ins hohe Alter.

Aber auch ein ausgeglichener Schlaf ist von großer Bedeutung, will man die geistige Gesundheit erhalten. Melatonin kann hier helfen, sowohl die Einschlafzeit als auch das Durchschlafen zu verbessern. Nur so kommt es zu dem physiologischen Wechsel der unterschiedlichen Schlafphasen, also der Voraussetzung, um sowohl das eben Erlernte zu festigen, aber eben auch das Langzeitgedächtnis zu erhalten. Der bereits zitierte Pionier Russel Reiter sagte einmal dazu: »Wer nicht ausreichend schläft, wird dumm und krank.«

Wie kommt es, dass so viele Menschen oft bereits im vierten Lebensjahrzehnt nicht mehr ausreichend Melatonin selber bilden können?

Dr. Jan-Dirk Fauteck: Die Melatoninproduktion des Körpers macht im Laufe des Lebens starke Veränderungen durch. Dabei handelt es sich einerseits um einen natürlichen Vorgang, denn die Zirbeldrüse, auch Pinealorgan genannt und der wichtigste Ort der Melatoninproduktion, büßt im Älterwerden ihre Fähigkeit ein, ausreichend Melatonin zu produzieren, vermutlich durch eine reduzierte Durchblutung dieses Organs sowie die Abnahme bestimmter Enzyme, die für die Melatoninsynthese von essentieller Bedeutung sind. Letztgenannter Punkt erklärt auch gleich noch einen anderen Sachverhalt: Manche Menschen versuchen, über Vorstufen des Serotonins wie Tryptophan und/oder 5HTP auch ihren Melatoninhaushalt aufzubessern. Dies gelingt jedoch nur, wenn besagte Enzyme noch arbeiten, leider ein Umstand, der im höheren Alter oder bei starkem Stress nicht gegeben ist.

Andererseits wird unsere innere Uhr und damit das wichtige Zusammenspiel von Hormonen und Neurotransmittern – und eben auch die Melatoninproduktion – durch unseren Lebensstil negativ beeinflusst. Wir sprechen hier übrigens von einer »Chronodisruption«. Die wichtigsten Faktoren dabei sind Stress, künstliches Licht – wie die Straßenbeleuchtung in der Nacht und das blaue Licht der Handys oder Fernseher –, Schichtarbeit, Jetlag, aber auch unregelmäßige Mahlzeiten. Speziell üppige Mahlzeiten am Abend haben gezeigt, dass sie sich negativ auf die Melatoninausschüttung auswirken, mit allen bekannten Folgen.

Apropos Licht: Studien haben belegt, dass rotes Licht die nächtliche Melatoninproduktion wesentlich weniger negativ beeinflusst und sogar Menschen mit einer Störung des Schlaf-Wach-Rhythmus helfen kann, zu einem gesünderen Schlaf zu kommen. Leider sind aber viele der sogenannten »Nachtlampen mit rotem Spektrum« keine Rotlichtlampen, sondern erwecken nur diesen Eindruck, da ihr Lichtspektrum mit dem Rotlicht angereichert ist. Misst man den blauen Anteil, also den Anteil, der unerwünscht ist, emittieren diese Lampen genauso viel wie herkömmliche. Ähnliches gilt auch für sogenannte »Blaulichtfilter« der Handys/Laptops: Hier wird der Bildschirm gelb/rot eingefärbt, die blaue Strahlung bleibt aber bestehen. Blaues Licht blockiert aber bereits in geringen Mengen die Melatoninfreisetzung massiv.

Allerneuste Studien haben nun ergeben, dass auch das nahe infrarote Licht, welches wir nicht als solches bewusst wahrnehmen, von großer Bedeutung zu sein scheint. Setzt sich eine Person diesem Licht aus, z. B. im Freien oder dank spezieller Lampen, die z. Z. jedoch nur experimentell zur Verfügung stehen, wird auch hier die Melatoninsynthese verbessert und die innere Uhr genau getaktet. Bedenkt man nun, dass wir uns die überwiegende Zeit unseres Lebens in geschlossenen Räumen aufhalten, in denen »moderne« Fenster verhindern, dass nahes infrarotes Licht hineingelangt und die »ultraeffizienten« Lichtquellen auf LED-Basis so gut wie kein blaues, aber eben auch kein nahes infrarotes Licht emittieren, wird einem bewusst, dass viele Störungen unserer inneren Uhr und damit unserer Gesundheit vermutlich selbstgemacht sind. Hier gilt es entgegenzuwirken, sei es durch Verhaltensänderungen oder durch den gezielten Einsatz von Melatonin.

Es herrscht in Deutschland noch viel Skepsis in Bezug auf die Einnahme von Melatonin, daher an Sie die Frage, die viele Patienten mir immer stellen: Ist eine Dauereinnahme langfristig schädlich bzw. wird die Zirbeldrüse durch die Substitution »lahmgelegt«, so dass sie keine eigene Produktion mehr schafft?

Dr. Jan-Dirk Fauteck: Durch die exogene, also die von außen zugeführte, Einnahme von Melatonin wird keinesfalls die eigene Melatoninproduktion unterdrückt, denn es gibt kein sogenanntes negatives Feedback innerhalb dieses Systems. Es existiert hier also nicht der Mechanismus, den alle anderen Hormone nutzen, um sich selbst zu kontrollieren – ein Umstand, der vermutlich entwicklungsgeschichtlich begründet ist. Primär wird die körpereigene Melatoninproduktion in der Zirbeldrüse durch das Licht unserer Umgebung geregelt, welches wir über die Augen wahrnehmen. Ist es hell, wird die Zirbeldrüse blockiert. Leider ist dies aber auch der größte Störfaktor, der dazu führt, dass wir Melatonin zu wenig und/oder zur falschen Zeit freisetzen, da wir uns abends oftmals zu lange und zu intensiv künstlichem Licht aussetzen.

Sowohl durch die zeitlich begrenzte Lichtzufuhr als auch durch die exogene Gabe von Melatonin wird die endogene, also physiologische Sekretion hinsichtlich ihres Zeitpunkts der Ausschüttung beeinflusst bzw. verschoben. Dies hat sich im Übrigen vor allem bei Jetlag und Schichtarbeit bewährt, alles Situationen, wo die innere Uhr jedenfalls neu eingestellt werden muss. Dies kann durch Licht, aber auch durch Melatonin erzielt werden. Letztendlich kann man feststellen, dass eine langfristige Einnahme von Melatonin zur richtigen Abendzeit sich nur positiv auf den Organismus auswirken kann, insbesondere, wenn der altersbedingte Rückgang seiner Produktion bereits angelaufen ist. Bis heute sind keine nennenswerten Nebenwirkungen aufgetreten, so dass alle Wissenschaftler Melatonin als überaus sicher einstufen.

Wir selbst nehmen schon lange zwischen fünf und zehn Milligramm Melatonin jeden Abend vor dem Schlafengehen ein. Ohne dieses haben wir keinen ausreichenden Tiefschlaf. Gibt es Erkenntnisse zu den optimalen Dosierungen bzw. zu den maximalen Dosierungen pro Tag?

Dr. Jan-Dirk Fauteck: Bis heute gibt es keine einheitlichen Richtlinien, in welcher Dosierung Melatonin je nach Krankheitsbild verabreicht werden sollte. Zudem muss beachtet werden, dass es verschiedene Darreichungsformen gibt, z.B. schnell freisetzend, wobei schon nach etwa 2,5 Stunden kein nennenswertes Melatonin mehr vorhanden ist und der Patient zwar rasch einschläft, aber nach ca. zwei Stunden wieder erwacht. Andere Formen setzen das Melatonin verzögert bzw. retardiert frei, wobei es aber passieren kann, dass erst nach Stunden die wirksamen Blutwerte erreicht werden und am nächsten Morgen noch zu viel Melatonin im Körper ist. Diese Personen werden nicht schnell einschlafen und haben in den frühen Morgenstunden gegebenenfalls Probleme, wach zu werden.

Als chronobiologisch ideal hat sich daher eine sogenannte pulsatile Verabreichung herausgestellt, die den natürlichen Melatoninspiegel imitiert. Dabei steigt der Spiegel nach der Einnahme rasch an, bleibt für fünf bis sechs Stunden auf diesem Niveau, um dann in der Früh wieder abzufallen. In unterschiedlichen Studien liefert diese Form der Melatoninergänzung immer wieder hervorragende Ergebnisse und ist den anderen Formen fast immer überlegen. Setzt man Melatonin für andere Zwecke ein, z.B. bei neurodegenerativen Prozessen, haben sich ebenfalls diese letztgenannten Darreichungsformen bewährt, wenn auch in etwas höheren Dosierungen.

Leider gibt es bis heute keine Leitlinien oder offiziellen Empfehlungen, wann man wie hoch dosieren sollte. Dennoch sind meine amerikanischen Kollegen und ich z. B. für das pulsatile Melatonin zu folgendem Konsens gekommen: In der klassischen Hormonersatztherapie (ältere Patienten z. B. mit Schlafstörungen) empfehlen wir 3 bis 6 mg; bei der präventiven Einnahme z. B. gegen Neurodegeneration sind es eher 5 bis 10 mg. Risikopatienten können diese Dosis auf 15 mg/Tag erhöhen, um so ggf. auch einen Schutz gegen Viruserkrankungen inklusive einer COVID-19-Infektion zu bekommen. Kommt es dennoch zu einer Erkrankung, kann kurzfristig auf 25 bis 30 mg erhöht werden.

Diese Dosierung wird vor allem als begleitende Therapie bei einer Chemo- und Radiotherapie eingesetzt oder bei Patienten, die an einem akuten Herzinfarkt oder Schlaganfall leiden. Bis heute haben wir mit diesen Dosierungen keinerlei unerwünschte Nebeneffekte beobachtet.

Weitere Informationen zum Thema finden Sie unter www.melatonin-facts.org, einer werbungsfreien Webseite, auf der stets die neusten Erkenntnisse zu Melatonin bekanntgegeben werden. Als Buchtipp möchte ich folgendes Printbook vorschlagen: Brandstätter Verlag (2017) »Melatonin: Das Geheimnis eines wunderbaren Hormons«.

Wenn Sie häufig Einschlaf- und Durchschlafprobleme haben, dann empfehlen wir die Messung Ihres Melatoninspiegels und auch ein regelmäßiges Sleep-Tracking. Dieses lässt sich unkompliziert mit einer App und einem Smartphone durchführen. Wir selbst nutzen den OURA®-Ring. Er funktioniert wie ein kleines Schlaflabor und zeichnet während der gesamten Nacht verschiedene Daten wie Herzfrequenz, Atemfrequenz, Temperatur und Bewegungen auf. So lassen sich die verschiedenen Schlafphasen genau abbilden und Störungen dieser schnell erkennen.

So kann es sein, dass jemand zwar acht Stunden durchschläft, aber nur auf ca. zehn Minuten Tiefschlaf kommt. Dies ist auf Dauer für das Gehirn eine immense Belastung und führt zwangsläufig zu Hirnleistungsstörungen, da Reparatur, Reinigung und Regeneration nicht mehr möglich sind.

Wichtig ist, wieder eine Schlafroutine zu entwickeln, d.h. ab Sonnenuntergang auch auf Blaulichtquellen wie LED-Licht, Bildschirmarbeit und Mobiltelefone möglichst zu verzichten oder stark einzuschränken. Es gibt mittlerweile kostenlose Apps für Handys und PCs, mit deren Unterstützung die Blaulichtanteile aus dem Bildschirm gesenkt werden können (z.B. Flux App).

Alles was Ihr Gehirn abends zusätzlich aktiviert, wie späte Sporteinheiten, aufregende Filme, Alkohol (ja, er macht zunächst schläfrig, beschäftigt aber Ihr Gehirn die ganze Nacht), spätes Essen, sollte wirklich unterbleiben. Ihre Nervenzellen danken es Ihnen.

Aus unserer Erfahrung sind folgende Präparate – neben der direkten Gabe von Melatonin – sinnvoll, um eine gute Regeneration des Gehirns über Nacht zu unterstützen:

Präparat	Dosierung	Bemerkung
Magnesium	400 mg	Magnesiumthreonat oder Magnesiumglycinat
Passionsblumen-extrakt	2 x 400 mg	
GABA* liposomal	5 Tropfen	wirkt beruhigend, direkt auf die Zunge geben
Lavendelöl (reines ätherisches Öl)	als Massageöl oder als Kissenspray verwenden	wirkt auf das limbische System im Gehirn (wissenschaftlich belegt!)

* Gamma-Amino-Buttersäure, ein Neurotransmitter

FAST-MAO-A: Hilfreiche Nähr- und Pflanzenstoffe

Menschen mit FAST-MAO-A-Genen müssen aber nicht ihr Leben im Serotoninmangel verbringen, denn es gibt eine Reihe von natürlichen Substanzen, die regulierend auf den Serotoninspiegel wirken.

Grundsätzlich ist es wichtig, dass stets alle Bau-, Hilfs- und Betriebsstoffe für den regelrechten Aufbau von Serotonin **mehr als nur ausreichend** vorhanden sind. Zu Beginn wäre eine Messung der Mikronährstoffe hilfreich, um zu sehen, ob z.B. der Bedarf an Tryptophan oder/und an den Cofaktoren nicht über die Ernährung gedeckt werden kann. Wer beispielsweise an einer Fruktoseintoleranz leidet, kann Tryptophan oft nicht effektiv im Darm aufnehmen und kommt daher schnell in ein Serotonindefizit, wenn dies nicht in der Ernährung oder Nahrungsergänzung berücksichtigt wird.

Unverzichtbar: Die essentielle Aminosäure Tryptophan

Die meisten Menschen nehmen zu wenig Tryptophan zu sich; das zeigen unsere Blutuntersuchungen immer wieder. Erwachsene benötigen **mindestens** 400 mg pro Tag, bei Stress gerne mal mindestens das Doppelte. 400 mg sind z.B. in einer Handvoll Cashew-Nüssen, einer Handvoll Kürbiskernen aber auch in 30 g dunkler Schokolade (85 % Kakaoanteil) enthalten. Der Körper kann Tryptophan nicht herstellen oder speichern, sondern muss täglich mit dieser Aminosäure versorgt werden.

Die Tryptophan-5-HTP-Kontroverse

Der Grundbaustein für die Serotoninsynthese ist die essentielle Aminosäure Tryptophan. Als Nahrungsergänzungsmittel werden Tryptophan und auch 5-HTP (5-Hydroxytryptophan), die direkte Vorstufe von Serotonin, angeboten. Welche Form eignet sich am besten für den Aufbau von Serotonin?

Grundsätzlich sollte Tryptophan zugeführt werden, da diese Aminosäure sehr oft im Mangel ist und den Hauptgrund für einen Serotoninmangel darstellt. Tryptophan wird nicht nur für die Serotoninsynthese verwendet, sondern **in erster Linie** für den Muskelaufbau.

5-HTP ist zwar die direkte Vorstufe von Serotonin, kann aber als solche nicht mehr für den Muskelaufbau und viele andere Funktionen verwendet werden. Die Einnahme von 5-HTP alleine kann einen bestehenden Tryptophanmangel also nicht ausgleichen.

	Vorteile	Nachteile
Tryptophan	– sehr gute Verträglichkeit – kann für den Kynureninaufbau verwendet werden (dient dann zur Bekämpfung von chronischen Entzündungen) – schützt und regeneriert die Darmschleimhaut und Darmflora – ist Reservestoff für Vitamin B3 – wichtig für gesunde Muskeln	– kann bei Fruktoseintoleranz schlecht verwertet werden – große Tagesdosen erforderlich – recht lange Wirkdauer (2–3 Wochen) – schlechte Bioverfügbarkeit an der Blut-Hirn-Schranke
5-HTP	– geringere Tagesdosen erforderlich als bei Tryptophan – geringe Wirkdauer (1–3 Tage), da es besser hirnschrankengängig ist – wirkt unabhängig von Cofaktoren	– kann Magen-Darm-Beschwerden auslösen – kann Tryptophanmangel in der Muskulatur nicht ausgleichen

Zur Unterstützung des schnelleren Aufbaus des Serotoninspiegel kann das folgende Einnahmeschema unabhängig von Laboruntersuchungen problemlos zunächst einmal für vier bis acht Wochen angewendet werden:

Präparat	Dosierung und Tageszeit	Bemerkung
Vitamin B6 als Pyridoxin	25 mg morgens	
oder		
Pyridoxal-5-Phosphat	25 mg morgens	
Folat (Folsäure)	400 mcg morgens	als Methylfolat einnehmen
Vitamin D	3.000 I.E. pro Tag morgens	bei nachgewiesenem Mangel auch kurzfristig mehr (in Absprache mit dem Arzt oder Heilpraktiker)
Tryptophan oder 5-HTP	500 bis 800 mg abends 200 bis 400 mg abends	etwa 2 Stunden nach der letzten Mahlzeit mit etwas Honig einnehmen, **keine** Einnahme, **wenn gleichzeitig Psychopharmaka vom Typ SSRI, SSNRI oder Triptane eingenommen werden (Gefahr eines Serotoninsyndroms)**
Magnesium	400 mg abends	als Magnesiummalat

Darüber hinaus empfehlen wir folgende Natursubstanzen zur Modulation eines FAST-MAO-Gens:

Präparat	Dosierung	Bemerkung
Knoblauch	400 mg	
Passionsblumenextrakt	2 x 400 mg	
Safranextrakt	2 x 15 mg	nicht gleichzeitig mit der Einnahme von Psychopharmaka und Triptanen
SAMe	2 x 200 mg	nicht gleichzeitig mit der Einnahme von Psychopharmaka und Triptanen; langsam einschleichend geben und nur bei nachgewiesenem Mangel, da es ein FAST-COMT noch beschleunigen kann

Wichtig: Eine hohe **isolierte** Gabe von Vitamin B2 kann ein schnelles MAO-Enzym noch aktivieren und sollte daher vermieden werden.

SLOW-MAO-A: Das Brunner-Syndrom und die Maori

Ein SLOW-MAO-A ist in Europa eher selten und daher gehen wir an dieser Stelle nicht näher darauf ein. Noch seltener ist ein kompletter Ausfall des Gens. Dies führt zu einem sehr stark verlangsamten Abbau von Serotonin, aber auch von Dopamin und Noradrenalin. Dies führt zu dem sogenannten Brunner-Syndrom, benannt nach dem niederländischen Humangenetiker H. G. Brunner, der diese seltene Gen-Mutation im Jahr 1993 in einer Familie entdeckte und erforschte. Die betroffenen Familienmitglieder hatten hohe Serotonin- und Dopaminspiegel und fielen durch aggressives Verhalten auf.

Im Jahr 2006 wurde das MAO-A-Gen einer breiten Öffentlichkeit bekannt, weil einige Forscher die Hypothese aufstellten, dass die südpazifische Bevölkerungsgruppe der Maori sich durch ihre niedrigen MAO-A-Werte (»Krieger-Gene«) besonders gut durchsetzen und verbreiten konnten. Denn bekanntermaßen führen hohe Serotonin-, Dopamin- und Noradrenalinspiegel zu Kampfeslust und Aggression – Eigenschaften, die für das Durchsetzen der eigenen Interessen und Ansprüche sehr nützlich sind.

Das BDNF-Gen

Am 19.02.2021 veröffentlichte die Universitätsklinik Freiburg eine Sensation, die aber bedingt durch die Informationsflut während der Corona-Epidemie sogar in medizinischen Fachkreisen kaum zur Kenntnis genommen wurde:

»Wissenschaftler*innen des Universitätsklinikums Freiburg haben gemeinsam mit internationalen Kolleg*innen nachgewiesen, dass Antidepressiva bei Nervenzellen an einer bislang unbekannten Stelle andocken und so ihre stimmungsaufhellende Wirkung entfalten. Indem sie auf den Nervenzellen an den Rezeptor des sogenannten Brain Derived Neurotrophic Factor (BDNF) binden, kommt es zu einer verbesserten Aktivität in Hirnregionen, die bei depressiven Patienten beeinträchtigt sind. Die Wirkweise war besonders gut, wenn der Cholesterinspiegel im Blut normal war. Die Erkenntnisse ermöglichen nun die gezielte Suche nach Wirkstoffen, die an den BDNF-Rezeptor binden. Die Studie erschien am 18. Februar 2021 im renommierten Fachmagazin *Cell*.«

»Mit dem BDNF-Rezeptor als Andockstelle können wir erstmals direkt erklären, wie Antidepressiva wirken und warum es so lange dauert, bis die Wirkung einsetzt«, erklärt Prof. Dr. Claus Normann, Forschungsgruppenleiter an der Klinik für Psychiatrie und Psychotherapie des Universitätsklinikums Freiburg. Bisher ginge man davon aus, dass sie über eine Erhöhung des Botenstoffes Serotonin im Gehirn wirkten; es bliebe jedoch völlig unklar, wie das genau funktioniere.

Zum Nachlesen:
https://www.uniklinik-freiburg.de/presse/pressemitteilungen/detailansicht/2351-wirkmechanismus-von-antidepressiva-aufgeklaert.html

Diese Pressemitteilung ist deswegen so bedeutsam, weil nunmehr verschiedene Puzzlestücke zu einem Bild zusammengesetzt werden können. Aber der Reihe nach.

Auf dem 11. Chromosom liegt das Gen, das den Bauplan für den Nervenwachstumsfaktor Brain Derived Neurotrophic Factor (BDNF) enthält. Dieser ist essentiell für die Entwicklung von Gehirnzellen und vor allem für die Verschaltungen untereinander. Ein Prozess, der Gedächtnisbildung und Lernvorgänge überhaupt erst ermöglicht. In Fachkreisen sprechen wir in diesem Zusammenhang auch von Neuroplastizität.

Unser Gehirn kennt BDNF schon aus den ganz frühen Kindertagen. Die Natur hat es so eingerichtet, dass er bereits über die Muttermilch an das Neugeborene weitergegeben wird. BDNF hat Ihre Nervenzellen während der Wachstumsphase geschützt und unterstützt. Insbesondere die Teile im Gehirn, die mit Lernen und dem Langzeitgedächtnis in Verbindung stehen, nämlich die Großhirnrinde und der Hippocampus (in Violett dargestellt), haben viele Rezeptoren für den BDNF.

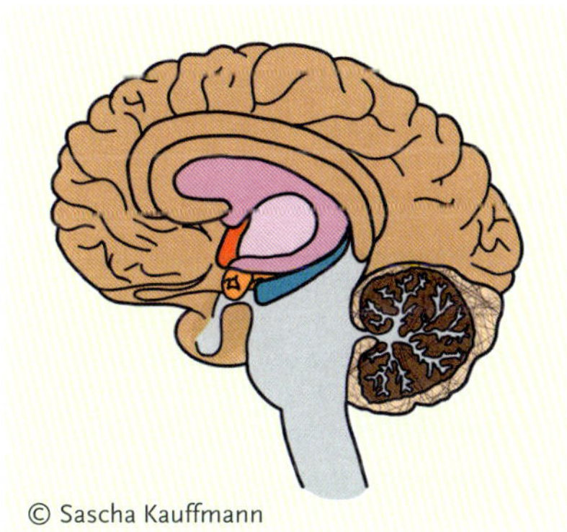

Der Hippocampus spielt eine große Rolle für Lernen und Gedächtnis.

Ein recht häufiger SNP im BDNF-Gen ist der rs6265 G>A, bei dem die Base Guanin gegen Adenin vertauscht ist. Dies bewirkt einen Austausch der Aminosäure Valin mit Methionin und schon ist die Entstehung des BDNF eingeschränkt. Zwar wird er nicht in seinem Aufbau gestört, aber die Freisetzung wird verringert. In Folge entsteht ein funktioneller BDNF-Mangel.

Ein SNP im BDNF-Gen führt in der Regel zu niedrigeren Spiegeln und wird mit Depressionen, Konzentrationsstörungen, Gedächtnisstörungen und auch mit Alzheimer in Verbindung gebracht. Grund genug, sich um einen hohen BDNF-Spiegel zu kümmern. Da der Blutspiegel gut mit dem Hirn-Spiegel korreliert, lässt sich der körpereigene BNDF-Wert einfach über eine Blutabnahme bestimmen.

Wie ist es um Ihren BDNF bestellt? Wurde Ihr Spiegel schon einmal gemessen?

Genetik	
Neurostress	
BDNF	
BDNF	
	Heterozygot G/A

Der Gentest auf die häufigste Mutation im BDNF-Gen.
Mit freundlicher Genehmigung Labor Biovis Diagnostik MVZ GmbH

Ein hoher BDNF-Spiegel bedeutet eine gute Auffassungsgabe, die Fähigkeit zu abstraktem Denken und ein verlässliches Gedächtnis. Ein niedriger Spiegel hingegen kann mit Gedächtnisstörungen, Verlust von abstraktem Denken, Depressionen, Angsterkrankungen und sogar mit Essstörungen einhergehen. Ein niedriger Wert kann das Leben ziemlich erschweren. Und für uns als Therapeuten ist es unbegreiflich, dass BDNF nicht in die Diagnostik und Therapie vieler psychiatrischer Erkrankungen miteinbezogen wird.

Unabhängig von einem SNP im BDNF-Gen finden wir bei vielen unserer Patienten niedrige BDNF-Spiegel vor. Denn auch ein intaktes Gen schützt uns nicht vor funktionellen Störungen.

Stress tötet Hirnzellen

Dauerstress führt auf vielen Körperebenen zu Stoffwechselveränderungen: Die Nebennieren schütten **ständig** zu viel Cortisol und Adrenalin aus. Blutdruck und Blutzucker sind permanent erhöht. Die Folgen des hohen Cortisols sind ein schwaches Immunsystem und die Tendenz zu einer Insulinresistenz und Diabetes Typ II. Der hohe Blutdruck und Puls belasten das Herz-Kreislauf-System sehr.

Chronischer Stress stellt auch für unsere Nervenzellen eine Belastungsprobe dar und verlangt dem BDNF sehr viel Arbeit ab. Es findet eine rasant schnelle Interaktion zwischen Nebennieren und dem zentralen und vegetativen Nervensystem statt. Alle Organe werden in »Alarmzustand« versetzt: der Hypothalamus, die Hypophyse, die einzelnen Neuronen (Nervenzellen). Akuter Stress kann durchaus von unserem Organismus toleriert werden und schadet auch dem BDNF nicht, bei Dauerstress sinkt dieser aber ab.

Unter Dauerstress sinkt der Blut- und der Gehirn-Spiegel ab und es stehen nicht mehr ausreichend Schutz und Reparaturmöglichkeiten für die Nervenzellen zur Verfügung. Insbesondere für unseren empfindlichen Hippocampus, den Sitz unseres Gedächtnisses. Ein dauerhaft niedriger BDNF-Spiegel wird als möglicher Risikofaktor für Alzheimer diskutiert.

Stress

Den Begriff »Stress« geht auf den bekannten Biochemiker und Hormonforscher Dr. Hans Selye (1907–1982) zurück. Er gilt als Vater der Stressforschung. Sein Hauptwerk: »Stress beherrscht unser Leben« aus dem Jahr 1957 ist auch heute brandaktuell und lesenswert. In diesem definierte er »Stress« wertneutral als jeden *körperlichen* (!) Zustand **unter Belastung** als Reaktion auf Reize.

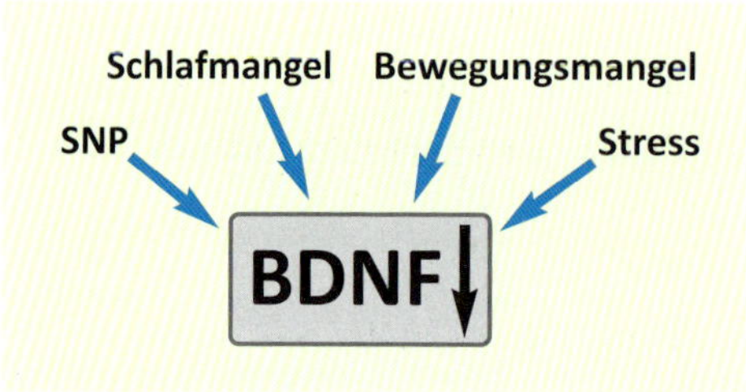

Unser Lebensstil hat Einfluss auf den BDNF-Spiegel.

Es versteht sich von selbst, dass das Entfernen chronischer Stressfaktoren aus Ihrem Leben mit das Wichtigste ist, was Sie für Ihre Gesundheit tun können.

Die Kraft der Myokine – Muskeln heilen Hirnzellen

»Gäbe es die Wirkung des Sports als Pille zu kaufen, sie wäre zweifellos die Pille des Jahrhunderts.« Dr. Wildorf Hollmann

Bitte greifen Sie mal direkt an Ihren größten Muskel (kleiner Hinweis: Es ist der Musculus quadriceps femoris und er befindet sich an der Vorderseite Ihres Oberschenkels). Wie fühlt er sich an? Labberig und schlaff, oder kräftig und ausgeprägt? Dieser Muskel ist nicht umsonst an dieser Stelle. Während er heutzutage kaum gebraucht wird, mussten unsere Vorfahren mit seiner Hilfe täglich 25 Kilometer Laufstrecke zurücklegen, um zu überleben. Nur das Laufen sicherte eine kontinuierliche Nahrungszufuhr. Der durchschnittliche westliche Mensch läuft heutzutage hingegen nur etwa 800 Meter.

Muskeln, die nicht mehr gebraucht werden, bauen sich ab. Soweit bekannt. Der Fachbegriff dafür lautet »Sarkopenie« – zu Deutsch: Muskelschwund. Dies ist ein physiologischer Vorgang, der ab dem 30. Lebensjahr einsetzt. Ab diesem Alter verlieren wir ca. ein Prozent unserer Muskelmasse pro Jahr, bei Bewegungsmangel teilweise deutlich mehr und vor allem schneller. Das zeigt uns der Blick in den Spiegel, wenn wir irgendwann statt eines ausgeprägten Trizeps nur noch »Chicken Wings« sehen und uns das Tragen von Einkaufstüten immer schwerer fällt.

Muskelabbau ist nicht nur optisch unvorteilhaft und fördert Krankheiten des Stütz- und Halteapparates. Er stellt auch ein enormes Gesundheitsrisiko für unser Gehirn dar. Muskeln sind stoffwechselaktive Organe, die enorm wichtig sind für unser Gehirn.

Aus der Alzheimerforschung ist bekannt, dass das Risiko zu erkranken mit zunehmenden Beinmuskelumfang abnimmt – mit anderen Worten, wenn ein gehirngerechter Lebensstil gepflegt wird.

Was bedeutet das für unsere Big 5-Gene?

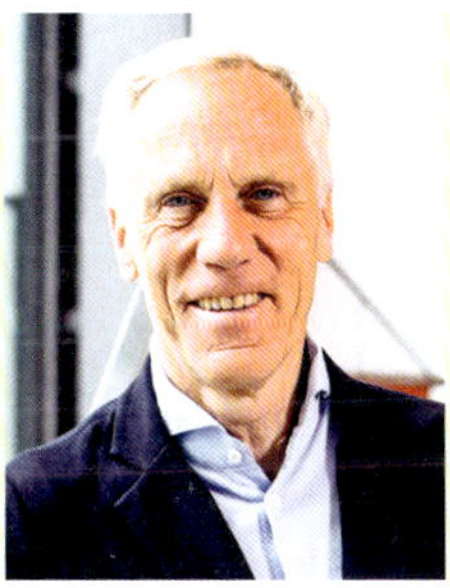

Interview mit Prof. Dr. Ingo Froböse:
Die Kraft der Myokine nutzen!

Wir haben mit Herrn Prof. Dr. Ingo Froböse gesprochen. Er forscht an der weltweit größten Sporthochschule in Köln unter anderem im Bereich der Sporttherapie. Von ihm wollten wir wissen, was Sport für unser Gehirn trotz genetischer Nachteile wie Polymorphismen im COMT-, MAO-, APOE-, MTHFR- oder BDNF-Gen Sinnvolles leisten kann, und vor allem, wie solcher Sport »gehirngerecht« ausgeübt wird.

Herr Professor Froböse, gerade in den letzten Monaten hat coronabedingt mit Homeoffice und Homeschooling und Corona-Couching die tägliche Bewegung bei den meisten Menschen so rapide abgenommen, dass wir – wie Sie es sehr treffend ausdrücken – mittlerweile auch an einer »Pandemie des Bewegungsmangels« leiden. Was macht das mit uns, vor allem, wenn wir mit genetischen Polymorphismen leben, die unsere Stresshormone nur schlecht abbauen

(SLOW-COMT) oder die uns ein erhöhtes Alzheimerrisiko bringen (APOE4), oder gar an einem Mangel an BDNF leiden?

Prof. Ingo Froböse: Wir sind zum Dauersitzen nicht gemacht. Jeder, der nach einer längeren Autofahrt aus dem Auto steigt, versteht sofort, was ich meine. Dazu bedarf es keiner wissenschaftlichen Erläuterung: Wir fühlen uns verspannt und steif, denn durch stundenlanges Sitzen sind wir sauerstoff- und nährstoffunterversorgt. Nicht nur im Bereich der Muskeln, sondern auch im Gehirn. Wir fühlen uns müde und können uns nicht mehr konzentrieren.

Wenn dies eine Ausnahmesituation ist, kann der Körper dies kompensieren. Wenn ich aber tagein, tagaus sechs bis acht Stunden am Tag im Büro sitze und wenn ich nun Stresshormone schlechter abbauen kann oder ein genetisch bedingtes erhöhtes Demenzrisiko in mir trage, dann ist es umso wichtiger, dass ich an der Schraube drehe, auf die ich immensen Einfluss habe, nämlich meine tägliche Bewegung. Denn hier liegt ein ungeheurer Hebel für die Gesundheit, den die meisten Menschen noch unterschätzen.

Auch dank Ihrer Forschungs- und Aufklärungsarbeit wissen wir heutzutage, dass die Muskulatur, insbesondere die Skelettmuskulatur, nicht nur für unsere Bewegungsfähigkeit zuständig ist, sondern darüber hinaus viele wichtige Stoffwechselaufgaben wahrnimmt. Welche sind diese?

Prof. Ingo Froböse: Wir wissen, dass die **aktive** Muskulatur sogenannte Myokine produziert. Dies sind hormonähnliche Botenstoffe, die erst vor wenigen Jahren von Bente Petersen entdeckt wurden. Vermutlich gibt es zwischen 400 und 600 verschiedene Myokine, von denen erst wenige erforscht sind. Seit der Entdeckung dieser Botenstoffe wissen wir, dass Muskeln ebenso endokrine Organe sind wie z. B. die Nebennieren oder die Schilddrüse.

Welche Myokine sind bekannt bzw. erforscht?

Prof. Ingo Froböse: Gut erforscht sind die Interleukine 6 und 8 und ihre Wirkung auf den Leber-, Insulin- und Fettstoffwechsel. Interleukin 6 sorgt z. B. für Reparaturarbeiten im gesamten Körper und lässt die Insulin-Sensitivität steigen. Es hilft, das Fettgewebe, insbesondere das ungesunde Bauchfett (viszerales Fett), abzubauen. Darüber hinaus wissen wir, dass der Brain Derived Neurotrophic Factor (BDNF) nicht nur im Gehirn selbst, sondern auch von den aktiven Muskelzellen produziert wird.

Welches Sportprogramm ist effektiver für unseren Hirnstoffwechsel – Kraft- oder Ausdauersport? Und wie viel Zeit sollte man aufbringen, um einen Effekt zu erzielen?

Prof. Ingo Froböse: Die Sportwissenschaft hat mittlerweile in vielen klinischen Studien den positiven Effekt von Bewegung auf den Spiegel und die Funktion von Serotonin, Dopamin, Noradrenalin und Adrenalin durch quantitative Messungen belegen können. Grundsätzlich: Jede Bewegung zählt und ist wichtig – egal in welcher Kleidung. Das ist schon ein ganz wichtiger Punkt. Also: Die Treppen nutzen statt des Fahrstuhls, das Auto möglichst weit weg vom Supermarkt parken etc.

Wenn wir jedoch therapeutisch tätig sein wollen und einen Ausgleich möchten, um z. B. ungünstige genetische Vorbelastungen möglichst auszugleichen, benötigen wir ein individuelles Training. Training ist nicht gleich Bewegung. Training benötigt Belastungsreize, um einen heilenden oder präventiven Effekt zu erzielen.

Darüber hinaus ist es gerade für das Gehirn entscheidend, dass Bewegung Variation enthält, also sollte man nicht immer nur dieselben Bauch-Beine-Po-Übungen oder immer nur dieselben Hantelübungen oder täglich die gleiche Runde Jogging mit dem Hund ausführen. Dies ist für den Körper und das Gehirn kein Belastungsreiz mehr und verliert schnell seine Wirkung. Daher empfehle ich auch eine ständige Variation im Training. Es gibt so viele Sportarten, die man on- und offline ausüben kann. Da ist für jeden etwas dabei. Ideal sind Bewegungsübungen, die mit Gehirnjogging kombiniert werden können, wie z. B. das Lifekinetik-Programm®.

Die neue Richtlinie der WHO empfiehlt allen Erwachsenen, jede Woche **mindestens** 150 bis 300 Minuten aktiv zu sein. Gemeint sind damit aerobe Aktivitäten von moderater bis hoher Intensität, also ein Herz-Kreislauf-Training wie Joggen und schnelles Fahrradfahren (Spinning). Das ist ein Mindestprogramm. Ich empfehle darüber hinaus noch Krafttraining speziell für den Muskelerhalt und -aufbau.

Weiterhin ist wichtig, dass die Bewegung regelmäßig – also fünf- bis sechsmal pro Woche – ausgeübt wird. Sie muss in den Alltag integrierbar sein und das mit relativ geringem Aufwand. Ansonsten ist die Gefahr zu groß, dass man es wieder nicht durchhält. Der Mensch ist ein Gewohnheitstier, d. h. möglichst täglich immer zur selben Zeit trainieren.

Wir wissen aus Studien, dass Sport einen unverzichtbaren Beitrag zur Prävention hirnorganischer Erkrankungen wie M. Parkinson und auch M. Alzheimer leisten kann. Daher kann ich immer wieder nur betonen: Wer APOE4-Genträger ist und somit bereits ein genetisch erhöhtes Risiko für Alzheimer-Demenz hat, sollte sich besonders um das Thema Bewegung bemühen und mindestens fünfmal die Woche eine Kombination aus Kraft- und Cardio-Training absolvieren. Dies auch vor dem Hintergrund fehlender ursächlicher Therapiemöglichkeiten durch die klassische Medizin.

Es gibt aber noch einen dritten wichtigen Aspekt von Bewegung, der besonders für die täglich Gestressten mit einem SLOW-COMT-Gen wichtig ist: Denn wer abends nach einem langen Bürotag nach Hause kommt, ist in der Regel müde. Diese Müdigkeit resultiert aber nicht aus einer körperlichen Erschöpfung, sondern aus dem Sauerstoff- und

Nährstoffmangel der letzten Stunden. Zudem kommt noch der innere Stress, der aus Multitasking, Ärger, Anspannung und Zeitdruck der letzten Stunden entstanden ist. Wir fühlen uns zwar müde, sind aber gleichzeitig voller Stresshormone.

Gerade wenn wir wissen, dass wir diese langsamer abbauen, ist ein Ausgleichstraining abends genau das Richtige. Es geht gar nicht um Höchstleistungen, sondern um ein »Cool-down« des vegetativen Nervensystems. Damit können wir dazu beitragen, dass die Katecholamine und auch das Cortisol schneller abgebaut werden. Dieser wichtige Ausgleich gerade für die Menschen mit einem SLOW-COMT geht nur durch Bewegung und nicht durch Netflixen auf der Couch. Als Faustregel für das Cool down kann man sich merken: Es sollten bei Untrainierten zwischen 50 und 60 Prozent der maximalen Pulsfrequenz angestrebt werden. Mehr nicht!

Maximale Herzfrequenz/Minute:
Bei Männern: 220 Herzschläge/Minute – Lebensalter
Bei Frauen: 226 Herzschläge/Minute – Lebensalter

Das bedeutet, dass ein Mann von 45 Jahren eine maximale Herzfrequenz von 175 pro Minute hat. Bei 50 Prozent liegt er bei einem Belastungspuls von ca. 88 Schlägen pro Minute. Das ist nicht viel und liegt noch in einem Bereich, in dem man sich problemlos unterhalten kann, aber es bringt enorm viel für den Abbau der Stresshormone.

Gerade bei Menschen über 50 werden Programme gerne als »Senioren-Sport« oder »Ü50-Sport« bezeichnet. Müssen wir uns ab einem gewissen Alter sportlich zur Ruhe setzen?

Prof. Ingo Froböse: Nein, ganz im Gegenteil. Bei Sport gilt »Je öller, je döller« – je älter wir werden, desto mehr müssen für uns tun. Wir sollten uns dann eben nicht in Watte packen, sondern ganz im Gegenteil. Ab dem 35. Lebensjahr setzt die Sarkopenie ein, d.h. der langsame, schleichende Abbau der Muskulatur. Spätestens ab Mitte 40 merkt das ein untrainierter Mensch auch selbst und es wird immer deutlicher sichtbar. Weniger Muskeln bedeuten auch weniger Myokine wie BDNF, die unsere Nervenzellen wieder zum Wachstum anregen und wichtige Reparaturarbeiten im Gehirn erledigen. Wer sich der Sarkopenie hingibt, verzichtet auf die Heilkraft der Muskulatur. Das betrifft nicht nur das Gehirn, sondern den gesamten Körper.

Daher ist es gerade für Menschen über 40 so immens wichtig, sich täglich ausreichend zu bewegen und mehrmals wöchentlich wirklich zu trainieren. Wer über 40 oder gar 50 Jahren Sportanfänger ist, sollte seine Sportfähigkeit durch einen Arzt überprüfen lassen. Auch ein kardiologischer Checkup ist dann ratsam.

Achtung! Für alle, die Dopamin zu schnell abbauen (FAST-COMT): Nach sechs bis acht Wochen Training fällt man oft in ein Motivationsloch. Wenn man dies vorher weiß und berücksichtigt, dann fällt es leichter, es durchzustehen. Ich empfehle, sich selber zu belohnen, wenn man dieses Tal durchschritten hat, z. B. durch ein leckeres Essen, neue Schuhe oder Ähnliches. Das Belohnungssystem im Gehirn registriert dies positiv und unterstützt mit zusätzlichem Dopamin.

Die BDNF-Östrogen-Verbindung

Insbesondere Frauen in den Wechseljahren und nach der Menopause klagen über starke Einschränkungen beim Gedächtnis, teilweise so stark, dass sie Angst haben, an einer Form von Demenz erkrankt zu sein. Dies ist ein Aspekt der Menopause, der viel zu wenig diskutiert wird, die betroffenen Frauen dennoch stark belastet.

Der Grund hierfür ist häufig ein niedriger BDNF-Spiegel, der meistens durch eine Kombination aus Dauerstress und Östrogenmangel ausgelöst wird. Das weibliche Geschlechtshormon wirkt auf die Bereitstellung von BDNF im Gehirn. Übrigens auch bei Männern!

Parameter	Wert	(VW)	Einheit	Norm		Graphik
Östradiol	27,0	(--)	pg/ml	30-60	-	
Progesteron	0,3	(--)	ng/ml	4,0-10,0	-	
Testosteron	3,10	(--)	ng/ml	3,0-9,0		

Hormonmangel (hier bei einem Mann). Mit freundlicher Genehmigung Labor Rosler GmbH

Wenn ein niedriger BDNF-Spiegel im Blut gemessen wird, wäre eine Substitution mit human-identischen Hormonen das Mittel der Wahl. Wir empfehlen die Therapie nach Dr. Volker Rimkus, die von erfahrenen Ärzten in ganz Deutschland durchgeführt wird (www.hormon-netzwerk.de). In der Regel fühlen sich die Frauen nach etwa drei Monaten Hormonersatztherapie geistig deutlich fitter.

Ihre stärksten Verbündeten: Pflanzenstoffe und Butyrate

Unabhängig vom gesunden Umgang mit Stress und einem Ausgleich eines möglichen Östrogenmangels können wir selbst viel zu einem verbesserten Spiegel des BDNF beitragen. Gerade wenn wir ein SNP im BDNF-Gen haben, sollten wir den Spiegel und damit unsere Nervenzellen unterstützen. In Studien haben sich eine Reihe von Naturstoffen als unterstützend für die verbesserte Ausschüttung von BDNF erwiesen.

Wir haben die Erfahrung gemacht, dass sich gerade die regelmäßige Anwendung von CBD-Öl auch positiv auf den BDNF-Spiegel unserer Patienten auswirkte. Wie uns der Entdecker der Cannabinoid-Rezeptoren im Gehirn, Prof. Dr. Raphael Mechoulam, mitteilte, gibt es eine direkte Wirkung der Cannabinoide auf die Bereitstellung von BDNF im Gehirn.

In unserer Praxis setzen wir zur Unterstützung der Bildung von BDNF folgende Naturstoffe mit gutem Erfolg ein:

Präparat	Menge	Bemerkung
Safranextrakt	2 x 15 mg	nicht bei der Einnahme von Psychopharmaka vom Typ SSRI oder SSNRI
CBD-Öl	3 x 5 Tropfen 5 % und höhere Konzentrationen	möglichst lange auf der Mundschleimhaut belassen
Panax Ginseng (Koreanischer Ginseng)	3 x täglich anwenden	am besten als Teeaufguss aus Extrakt
Heilpilz Cordyceps	3 x 600 mg	
Ashwagandha	2 x 500 mg	
Butyrate	2 x 1000 mg	insbesondere, wenn gleichzeitig noch Darm-erkrankungen vorliegen

Das APOE4-Gen

Gehört das APOE4-Gen tatsächlich in einen Ratgeber über kognitive Einschränkungen? Anders als BDNF, MAO, MTHFR und COMT geht es beim APOE4-Gen um eine lebensbedrohliche Erkrankung: Morbus Alzheimer. Eine Krankheit, die von der Wissenschaft noch nicht vollständig verstanden ist und für die es bis heute keine ursächliche Therapie gibt. Wir haben uns nach langer Diskussion dann dafür entschieden, denn viele Menschen, die nichtsahnend ihre Speichelprobe in ein Labor schicken, sehen sich plötzlich mit dem eigenen APOE4-Gen konfrontiert.

Eins vorweg: Wir möchten hier über das Gen aufklären und vor allem Angst nehmen, denn ein APOE4-Gen ist nach heutigem Stand der Wissenschaft eben kein Schicksal. Gleichzeitig kann in diesem Buch nicht über die Alzheimer-Erkrankung im Detail eingegangen werden. Hierzu gibt es bereits gute auch laienverständliche Ratgeber.

Bis wir unseren eigenen APOE4-Befund in den Händen hielten, haben wir uns mit der Alzheimer-Erkrankung nicht wirklich beschäftigt. Wir hatten bis dato eigentlich keinen Grund anzunehmen, genetisch vorbelastet zu sein. Unsere Eltern starben bereits früh an anderen Krankheiten, und woran die Großeltern starben, war uns nicht bekannt.

Natürlich kannten wir die allgemeinen Fakten:

- Morbus Alzheimer ist die häufigste Demenzerkrankung.
- Neuerkrankungen in Deutschland pro Jahr: ca. 150.000 (zum Vergleich: An Darmkrebs erkranken ca. 60.000 Menschen jährlich).
- Die WHO erwartet bis zum Jahr 2050 aufgrund der längeren Lebenserwartung eine Verdoppelung der Erkrankungen weltweit.
- Es gibt bislang keine ursachenbezogene medikamentöse Therapie

- Eine Ansammlung von Tau-Proteinen innerhalb der Nervenzellen und Beta-Amyloid- stehen in Zusammenhang mit der langsamen Zerstörung des Gehirns.

Wir waren von unserem Befund, Träger des APOE4-Gens zu sein, zunächst geschockt. Was bedeutete dieser genetische Zufallsbefund für uns konkret? Wir waren zunächst überfragt. Also begannen wir, uns selbst auf die Suche nach den Antworten auf unsere zahlreichen Fragen zu begeben.

Eine wissenschaftliche Sensation

Im August 1993 veröffentlichte die Forschergruppe um den amerikanischen Wissenschaftler Dr. Allen Roses im Magazin SCIENCE eine medizinische Sensation, die es am gleichen Tag auf die Titelseite der New York Times schaffte: »Scientists Detect a Genetic Key to Alzheimer's«. Anhand der systemischen genetischen Untersuchungen von 42 Familien gelang der Nachweis, dass eine Mutation im APOE-Gen zu einem deutlich erhöhten Risiko beiträgt.

Das Gen liegt auf Chromosom 19 und enthält den Bauplan für das Lipoprotein APOE. Dieses Molekül hat vor allem die Funktion, Fette und Cholesterin im Körper zu transportieren. Cholesterin wird zum größten Teil vom Körper, insbesondere in der Leber, selbst produziert. Nur ein geringer Teil muss dem Körper über die Nahrung zugeführt werden. APOE4 kann zu einem deutlich schnelleren Cholesterin- und Triglyceridstoffwechsel führen und so im Herzkreislaufsystem, aber auch und vor allem im Gehirn zu Störungen führen.

Es sind zwei Polymorphismen bekannt, die zu einem Tausch von Aminosäuren führen:

- Cys112Arg (rs429358)
- Arg158Cys (rs7412)

Dadurch entstehen drei Typen (Allele):

- APOE2
- APOE3
- APOE4

In seiner »Normalform«, APOE3, hat das Gen keinen Einfluss auf das Risiko, an Alzheimer zu erkranken. Das APOE2-Allel kann das Erkrankungsrisiko sogar deutlich senken.

Das APOE4-Allel hingegen gilt als ein bedeutender Risikofaktor für die Spätform (»late-onset«) der Alzheimer-Erkrankung, wobei Erkrankungsrisiko und -alter mit der Anzahl der APOE4-Allele korrelieren. Wer nur eine Kopie geerbt hat (APOE3/E4), hat ein ca. 4-fach erhöhtes Risiko; bei zwei Kopien (APOE4/E4) besteht ein bis zu 12-fach erhöhtes Risiko, an der Spätform von Alzheimer zu erkranken. Das durchschnittliche Erkrankungsalter sinkt von ca. 78 auf 68 Jahre.

Genetik	
APO E	
APO E	
	heterozygot e3//e4

APOE3/E4 betrifft ca. 20% aller Menschen.
Mit freundlicher Genehmigung Labor Biovis Diagnostik MVZ GmbH

Das Nigeria-Paradox

Das Besondere am APOE4-Gen ist, dass diese genetische Variante weltweit sehr häufig vorkommt. Anhand der Daten aus dem Human Genome Project ist bekannt, dass ca. 15–25 % der Bevölkerung eine E4-Kopie und 2–3 % zwei Kopien in sich tragen.

Dies bedeutet für Deutschland, dass ca.

- 17 Millionen Deutsche APOE3/E4

  und

- 2 Millionen Deutsche APOE4/E4-Träger sind.

Wichtig! Nicht jeder Genträger erkrankt an Alzheimer.
Andere Risiko- und Lebensstilfaktoren spielen ebenfalls eine wichtige Rolle.

Dies zeigen z. B. die Daten aus Westafrika: Nigerianer haben weltweit die höchste Inzidenz an APOE4-Genträgern, aber die geringste Erkrankungsrate an Alzheimer. Dies wird auf Lebensstilfaktoren zurückgeführt, auf die wir später noch weiter eingehen werden.

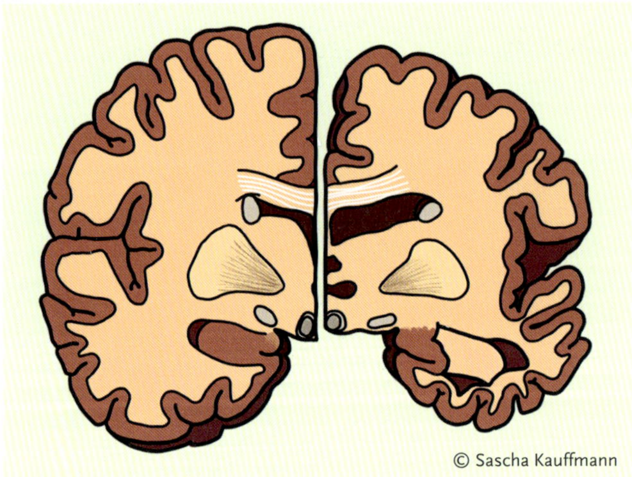

Das Gehirn verliert bei Alzheimer an Volumen.

Seit der Veröffentlichung in SCIENCE sind fast 30 Jahre vergangen und andere Gene, wie z. B. PLD3, werden mittlerweile auch im Zusammenhang mit der Alzheimerentstehung diskutiert. Aber APOE4 gilt heutzutage immer noch als wichtigster genetischer Risikofaktor.

Nur ein sehr geringer Anteil der Alzheimer-Patienten erkrankt bereits vor dem 50. Lebensalter (Early-Onset-Alzheimer). Die Betroffenen tragen in aller Regel eine Mutation an den Genen APP, PSEN1 oder PSEN2 in sich.

Unsere Recherchearbeit beinhaltet grundsätzlich nicht nur das Studium vieler Seiten wissenschaftlicher Literatur, sondern auch immer den

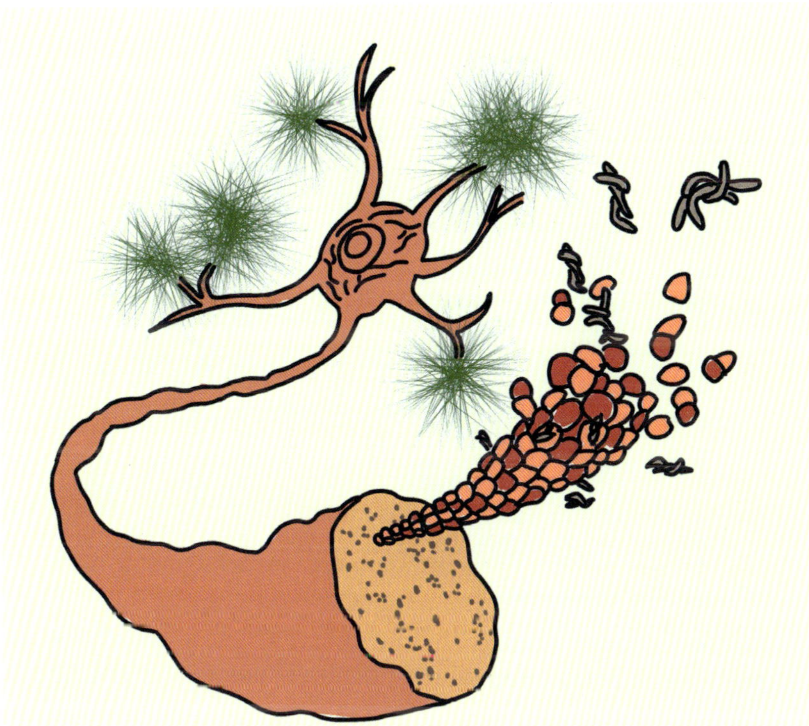

Tau-Proteine in der Zelle und ß-Amyloid-Plaques zerstören Nervenzellen.

direkten Austausch mit Wissenschaftlern. Beim Thema Alzheimer suchten wir den Kontakt zu deutschen Forschern, aber leider war kein einziger bereit, uns ein Interview zu geben. Umso erfreuter waren wir, als der renommierte Alzheimerforscher Prof. Dr. Dale Bredesen sich sofort bereit erklärte unsere Fragen per ZOOM zu beantworten. Er nahm sich über eine Stunde Zeit.

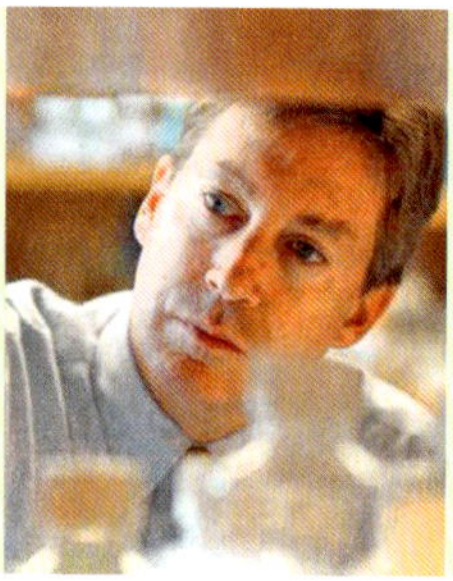

Interview mit dem Neurologen Prof. Dr. Dale Bredesen, UCLA:
»Es ist niemals zu früh, um sich mit seiner Gehirngesundheit zu beschäftigen!«

Die Alzheimer-Erkrankung ist eigentlich für jeden ein Begriff, aber die meisten Menschen wissen nicht, wie sie ausgelöst wird und wie sie sich am besten davor schützen könnten. Welche Hauptauslöser gibt es Ihrer Meinung nach?

Prof. Dr. Dale Bredesen: Alzheimer ist eine Störung der Neuroplastizität des Gehirns, die durch eine oder mehrere dieser Faktoren ausgelöst wird:

- **Energiemangel der Gehirnzellen**, z. B. Störung der mitochondrialen Funktionen sowie ein Mangel an Ketonen
- **Chronischer Sauerstoffmangel**, z. B. beim Schlafapnoe-Syndrom
- **Unzureichende Versorgung mit trophischen Faktoren**, wie z. B. mit BDNF
- **Chronische Entzündungen**, wie Zahnherde, Leaky-Gut-Syndrom und chronische Nasennebenhöhlenentzündungen
- **Unzureichende Mikronährstoffversorgung**, z. B. mit Vitamin D, Omega-3-Fettsäuren und Cholin

- **Toxinbelastung**, etwa durch Schwermetalle und andere Toxine, z. B. Schimmelpilze

Lassen Sie uns über das APOE4-Gen sprechen. Für Deutschland schätzt man ca. 20 % APOE4/4- und APOE3/4-Träger. Mit anderen Worten: Etwa 17 Millionen Menschen sind somit Risikogenträger – und die allermeisten, ohne es überhaupt zu wissen. Bitte erzählen Sie uns ein wenig über die wissenschaftlichen Hintergründe von APOE4.

Prof. Dr. Dale Bredesen: Das APOE4-Allel gibt es nur bei uns Menschen. Schimpansen besitzen es z. B. nicht, obwohl wir zu 96 % das Erbgut mit ihnen teilen. Wir wissen, dass das APOE4-Allel wohl das ursprüngliche Allel des APOE4-Gens ist. Alle anderen Allele haben sich erst im Laufe der Evolution entwickelt. Das APOE4-Gen hat die Menschheit also viele Jahre während der Evolution begleitet. Es wird angenommen, dass es durch seine pro-inflammatorischen, also entzündungsfördernden, und immunstärkenden Eigenschaften die Menschen geschützt hat. In Zeiten von Bedrohung durch Krankheitserreger und vielen Verletzungen ist ein starkes Immunsystem ein Überlebensvorteil gewesen. Darüber hinaus hat das APOE4-Allel ermöglicht, dass Zeiten von Nahrungsknappheit und Hungersnot besser überstanden werden konnten, da die Fettaufnahme im Körper vereinfacht war.

Das APOE3- Allel, das als »neutral« in Bezug auf Alzheimer gilt, hat sich erst vor ca. 220.000 Jahren entwickelt. Und das APOE2-Allel, das mit dem geringsten Risiko für Alzheimer verbunden ist, sogar erst vor ca. 80.000 Jahren.

Wie wir heute wissen, können APOE4-Genträger ihr Risiko deutlich reduzieren, indem sie ihren Lebensstil verändern.

Was genau sollten APOE4-Träger in Bezug auf ihre Ernährung beachten?

Prof. Dr. Dale Bredesen: Genträger sollten diese Punkte in jedem Fall beherzigen:

- Meiden Sie gesättigte Fettsäuren (Anmerkung der Autoren: Mehr dazu auch im Kapitel *Ernährungswissenschaftliche Fakten für Ihre Hirngesundheit*, Seite 149), bzw. wenn diese konsumiert werden, dann nur mit größeren Mengen Ballaststoffen aus Gemüse. Die Aufnahme großer Mengen an Ballaststoffen ist außerordentlich wichtig für das Darm-Mikrobiom.
- Achten Sie auf den täglichen Verzehr von einfach und mehrfach ungesättigten Fettsäuren aus pflanzlichen Quellen (z. B. Olivenöl, Leinöl, Rapsöl) sowie die mehrfach ungesättigten Omega-3-Fettsäuren DHA und EPA von kleinen Fischen. Der Verzehr großer Fische, wie Schwertfisch und Thunfisch sollte wegen ihrer Quecksilberbelastung vermieden werden.
- Darüber hinaus empfehle ich, einfache Kohlenhydrate generell zu meiden, also Brot, Nudeln, Pizza, Kartoffeln sowie Gebäck
  und
- vermeiden Sie Milchprodukte und Gluten.

Wir haben ein Patienten-Programm entwickelt, die KetoFLEX-Ernährung, das all diese Punkte und noch einige mehr beinhaltet.

In meinen Büchern (auf Deutsch erschienen u. a.: *Die Alzheimer-Revolution* sowie *Die Alzheimer Revolution: Das Praxisbuch*, erschienen bei mvg) habe ich die wissenschaftlichen Hintergründe zu meinen Ernährungsempfehlungen genau erklärt.

Anhand von MRT-Untersuchungen konnte gezeigt werden, dass die ersten kleinen pathologischen Veränderungen in den Gehirnen von APOE4-Trägern bereits mit Ende 20/Anfang 30 erfolgen. Gibt es bestimmte Anzeichen oder frühe Symptome, die besonders auffällig und typisch sind? Viele Menschen ab Mitte 40 klagen über kognitive Einschränkungen wie Brain Fog oder eine Verschlechterung des Gedächtnisses. Wann sollten wir diese Symptome wirklich ernst nehmen und einen Arzt konsultieren?

Prof. Dr. Dale Bredesen: Das Problem an Alzheimer ist, dass die Veränderungen im Gehirn so langsam voranschreiten, dass die meisten Menschen ihre Erkrankung erst in einem späten Stadium erkennen. Wir sollten immer alarmiert sein, wenn wir eine Verschlechterung unserer kognitiven Fähigkeiten bemerken. Ich gebe Ihnen ein Beispiel: Falls ich bislang in meinem Leben nie Probleme mit Kopfrechnen hatte und plötzlich bemerke, dass ich ständig einen Taschenrechner benutze, ist das ein dramatisches Zeichen und sollte nicht mit »dem Alter« abgetan werden. Dasselbe ist der Fall, wenn plötzlich Wortfindungsstörungen auftreten oder Telefonnummern ständig vergessen werden. Es ist niemals zu früh, um sich mit seiner Gehirngesundheit zu beschäftigen!

Wir haben daher eine diagnostische Methodik entwickelt, um die eigene Gehirngesundheit und -funktion einzuschätzen. Wir haben diese Methodik »Kognoskopie« genannt. Sie enthält neben weiteren Tests u.a. diese Routine-Laborparameter:

- Nüchterninsulin sowie Nüchternglukose bzw. den HOMA-Index
- Triglyzeride im Blut
- Oxidiertes Cholesterin
- Vitamin D
- hsCRP (zeigt Entzündungsprozesse an)

Jeder, der bei sich Veränderungen der kognitiven Fähigkeiten feststellt, sollte sich einer Kognoskopie unterziehen. Es gibt mittlerweile über 2000 von mir ausgebildete Ärzte in 10 Ländern, die sich hervorragend mit der Diagnostik und auch mit der Therapie auskennen.

Professor Dr. Dale Bredesen hat mit seinem »Recode«-Programm das erste effektive Präventions- und Behandlungsprogramm für Alzheimer entwickelt. Er konnte zeigen, dass die einzige Möglichkeit, das genetische Alzheimer-Risiko deutlich zu reduzieren, ein konsequentes Präventionsprogramm ist, das im besten Fall bereits in der Kindheit beginnt, allerspätestens jedoch im 4. Lebensjahrzehnt.

Bedauerlicherweise ist hier in Deutschland das Bewusstsein für die *Prävention* chronischer Erkrankungen noch sehr gering und wird in der Regel nicht mit der Vorbeugung von Demenzerkrankungen in Verbindung gebracht.
Das Wissen um eine genetische Disposition gibt den Betroffenen die Möglichkeit, sich proaktiv für die eigene Gehirngesundheit so einzusetzen wie beispielsweise für die Gesundheit des Bewegungsapparates.

In den USA ist die APOE4-Bewegung schon seit Jahren aktiv. Menschen setzen sich aktiv für ihre Hirngesundheit ein, tauschen sich aus, sammeln Erfahrungen.

APOE4-Betroffene und ihre Angehörige können sich in diesem Forum austauschen und Hilfe finden: www.apoe4.info

Cholesterin	208	mg/dl	< 200	
Triglyceride	245	mg/dl	50 -200	
HDL-Cholesterin	47	mg/dl	> 45	
			Standardrisiko: 45 - 65 progn. günstig: > 65	
LDL-Cholesterin	131	mg/dl	< 160	
			Zielwert in der Primärprävention!	
LDL/HDL Quotient	2,78	Quotient	< 4,0	
LDL 1 (LS)	33,00	mg/dl	< 57	
LDL 2 (LS)	46,00	mg/dl	< 30	
LDL 3 (LS)	16,00	mg/dl	< 6	
LDL 4 (LS)	2,00	mg/dl	< 1	
LDL 5 (LS)	0,00	mg/dl	< 1	
LDL 6 (LS)	0,00	mg/dl	< 1	
LDL 7 (LS)	0,00	mg/dl	< 1	

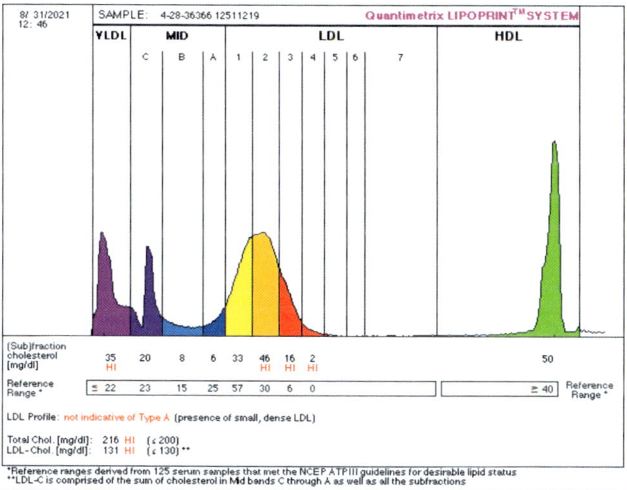

(Sub)fraction cholesterol [mg/dl]	35 HI	20	8	6	33	46 HI	16 HI	2 HI	50	
Reference Range *	≤ 22	23	15	25	57	30	6	0	≥ 40	Reference Range *

LDL Profile: not indicative of Type A (presence of small, dense LDL)

Total Chol. [mg/dl]: 216 HI (≤ 200)
LDL-Chol. [mg/dl]: 131 HI (≤ 130) **

*Reference ranges derived from 125 serum samples that met the NCEP ATPIII guidelines for desirable lipid status
**LDL-C is comprised of the sum of cholesterol in Mid bands C through A as well as all the subfractions

Ein ausführliches Profil der Blutfette gehört zur Prävention.
Mit freundlicher Genehmigung Biovis Diagnostik MVZ GmbH

Die Alzheimer-Erkrankung entwickelt sich schleichend und beginnt schon viele Jahre, bevor sich erste Symptome zeigen. Treten Symptome auf, ist die Krankheit in der Regel schon weiter fortgeschritten. Bislang gibt es für Alzheimer keine ursächlichen Therapiemöglichkeiten.

Im Dezember 2021 lehnte die Europäische Arzneimittelbehörde EMA den Antrag auf Zulassung von Aducanumab ab. Begründet wurde die Entscheidung mit der nicht nachgewiesenen Wirksamkeit und den teilweise schwerwiegenden Nebenwirkungen des Medikamentes.

Wir empfehlen jedem, sich spätestens ab dem 40. Lebensjahr intensiv um seine Gehirngesundheit zu kümmern, und zwar unabhängig von einer genetischen Alzheimer Disposition, denn es gibt neben den bekannten genetischen Risikofaktoren noch eine Reihe von Lebensstilfaktoren, die dem Gehirn nachhaltig schaden.

Suchen Sie sich einen Experten, der nach Dr. Bredesen arbeitet und eine persönliche Risikoanalyse sowie eine Untersuchung Ihrer geistigen Leistungsfähigkeit durchführt.

Darüber hinaus können Sie viel für sich selbst tun. Insbesondere regelmäßiges Gehirntraining und gehirngerechte Bewegung sind wichtige Säulen, die Sie alleine und ohne großen finanziellen Aufwand betreiben können. Hierzu haben wir uns mit zwei Experten unterhalten:

Train Your Brain!

1 + 4 = 5 **2 + 5 = 12** **3 + 6 = 21** **8 + 11 = ?**

Ödön von Horváth sagte einst: »Denken tut weh.« Wer sich schon einmal richtig das Gehirn zermartert hat, kann dies nachvollziehen. Aber wann haben Sie Ihr Gehirn das letzte Mal so richtig herausgefordert? Wann hatten Sie das letzte Mal »geistigen Muskelkater«, also das positive Gefühl, wirklich etwas Neues begriffen zu haben, was Sie wirklich auch Kraft gekostet hat? War es vielleicht vor dem Abitur? Vor dem Examen oder der Abschlussprüfung?

Nicht nur Ihre Muskeln, auch Ihr Gehirn muss regelmäßig (heraus-) gefordert werden, gerade wenn Sie merken, dass es beginnt zu schwächeln. Die Neurowissenschaften haben zeigen können, dass regelmäßige geistige Aktivität das Risiko für Demenzerkrankungen deutlich vermindern kann.

Gibt es etwas, das Sie vielleicht schon als Kind eigentlich immer lernen wollten, aber Sie haben die Lust am Lernen generell sehr früh verloren? Wie kommt es, dass die meisten Menschen eigentlich nach der Schulzeit die Lust an geistigen Herausforderungen verlieren, und wie kann man diese Lust wiedererlangen?

Als Kind waren Sie eingeschränkt, jetzt als Erwachsener können Sie sich aussuchen, wofür Sie Zeit und Kraft investieren – aber suchen Sie sich etwas, das Sie wirklich herausfordert. Sei es eine Fremdsprache, eine Fortbildung, ein neuer Beruf. Wagen Sie sich aus Ihrer Komfortzone. Ihr Gehirn mag keine halben Sachen. Wenn Sie unsicher sind, holen Sie sich Hilfe. Denn so, wie es Personal Trainer gibt, die sich um die körperliche Fitness ihrer Kunden kümmern, so gibt es spezielle Personal Trainer nur für das Gehirn. Wir haben uns mit einer unterhalten: Lilie Basel, Kommunikationswissenschaftlerin und zertifizierte Gedächtnistrainerin.

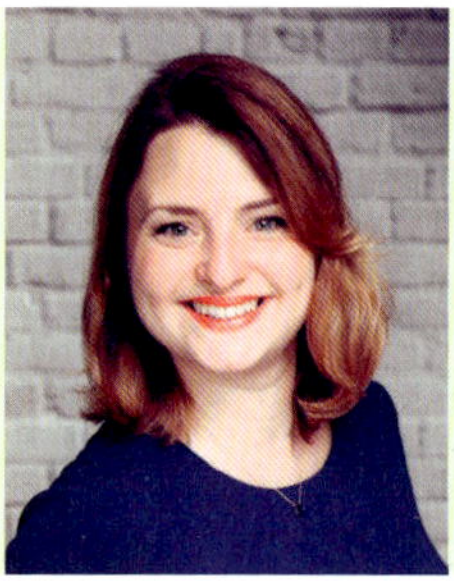

Interview mit Lilie Basel:
Personal Training fürs Gehirn

Frau Basel, wie unterscheiden sich Kurz- und Langzeitgedächtnis?

Lilie Basel: Das Kurzzeitgedächtnis wird auch Arbeitsgedächtnis genannt und ist das Eingangstor von Gedanken. Immer wieder nehmen wir Reize und Inhalte auf, die in bestimmten Regionen des Gehirns (z. B. Hippocampus, Amygdala) zu Gedächtnisinhalten verarbeitet werden. Sie werden von uns, unserer Umwelt oder unseren Gefühlen permanent als wichtig oder unwichtig kategorisiert. Dem so genannten limbischen System sind nicht nur Lernen und Emotionen zugeordnet, sondern auch Sexualität und Verdauung! Durch die räumliche Nähe der Areale ist gut erkennbar, dass intensive Emotionen oder der Wunsch nach Fortpflanzung gute Gedächtnisanker sein können und unsere Erinnerungsleistung tatsächlich auf Trab halten. Allen Tabus zum Trotz.

Werden Inhalte wiederholt, haben diese ebenso die Chance, vom Kurzzeitgedächtnis in das Langzeitgedächtnis zu gelangen. Es herrscht Einigkeit in der Forschungsgemeinschaft darüber, dass langfristige Informationen im gesamten Gehirn verteilt werden, vorwiegend in der

Gehirnrinde. Es gibt also nicht **die** eine »Zentrale« für das Gedächtnis. Aus diesem Grund ist es auch so wichtig, die Durchblutung im Gehirn durch (schon leichte!) Bewegungen anzuregen sowie auch immer wieder das gesamte neuronale Netz zu aktivieren. Dies geschieht z. B. durch Wiederholung von Informationen, das aktive Abrufen von Erinnerungen und besonders gut durch Übungen, bei denen Assoziationen gefragt sind. Keine Übung ist zu simpel, solange das Denken angeregt bleibt.

Gespräche sind dabei eine Wunderwaffe. Waldmann und Newberg (2013, in »Words can Change your Brain«) haben zusammengetragen, dass sogar Hormone durch Worte beeinflusst werden können! Ein »Ja« schüttet Glückshormone aus im Gegensatz zu einem »Nein« (Stresshormone). Um das Erinnern zu erleichtern, sollten nicht mehr als vier Themen auf die Agenda. Es ist ein Irrglaube, dass mehr gleich besser ist. Mitfühlende Kommunikation ist außerdem ein Segen für das Gehirn und steigert die Konzentration!

Wie lässt sich das Kurzzeitgedächtnis gezielt verbessern?

Lilie Basel: Das Kurzzeitgedächtnis zu trainieren ist einfach. Es bleibt nur das hängen, was für unser Überleben oder unseren Alltag wirklich wichtig ist. Für das Ziel »Namenlernen« verknüpfen Sie es mit Erinnerungen und legen Sie Ihr Herz hinein: Warum ist mir der Name XY so wichtig? Erinnert mich die Person an jemanden aus der Vergangenheit? Ist der Klang des Namens ähnlich zu dem eines anderen? Was ist an dieser Person besonders? Mag ich die Person oder nicht? Und zu guter Letzt: Wiederholung, Wiederholung, Wiederholung! Wiederholen Sie Informationen für eine bessere Erinnerungsleistung mehr als sechsmal innerhalb der ersten Wochen und innerhalb eines Jahres. Das ist leider ein Muss ... Denn: nach nur zwei Tagen sind ca. 25 Prozent der Inhalte ohne Wiederholung abrufbar. Nach einem Monat ist alles vergessen. Vergessen ist also wirklich ganz normal!*

* Siehe Seite 132 unten

Um gegen das Vergessen etwas zu tun, hatte ich mir eines Tages vorgenommen, mir alle möglichen Automarken zu merken. Ich konnte mich einfach nicht an sie erinnern, da ich autofremd lebe. Nach einigen Übungswochen mit Bildern und Texten an meinem Schrank und Rätselrunden auf der Straße konnte ich endlich »Mercedes« von »Acura« unterscheiden. Wiederholung wirkt wirklich!

Schlaf scheint für das Gedächtnis auch extrem hilfreich zu sein, da hierbei Inhalte verankert, sortiert und gelernt werden. Ich empfehle, vor dem Schlafen Vokabeln und Formeln zu wiederholen – das Merken ist dann spielend leicht.

Nur das Kurzzeitgedächtnis zu trainieren ist gewiss zu wenig. Vergegenwärtigen Sie sich, dass es verschiedene Arten von Gedächtnissen gibt und jede Art trainiert werden möchte. Es gibt zum Beispiel das Ultrakurzzeitgedächtnis, das sensorische Informationen speichert. Der Fokus auf angenehme Berührung oder das Berühren von Dingen ist Training. Es gibt das biografische/episodische Gedächtnis, das bis ins hohe Alter abrufbar ist. Menschen können es trainieren, indem sie biografische Erinnerungen abrufen, einsortieren, wiederholen.

Es gibt das Faktenwissen oder das prozedurale Gedächtnis für automatisierte Abläufe wie das Spielen eines Musikinstrumentes. Die Abläufe, bei denen es um die Schnelligkeit von Informationsverarbeitung geht, nennen sich fluide Intelligenz. Sie wird durch Entscheidungen, Dazulernen (egal, in welchem Bereich) und durch stetige Problemlösung trainiert. Die andere Art baut sich mit den Jahren auf und beinhaltet das

* Vergessen Sie nicht: Vergessen im gesunden Rahmen ist auch ein Segen. Wenn wir alle Informationen behalten würden, die wir tagein, tagaus erhalten, würden wir schlichtweg verrückt. Für bis zu eine Minute speichern wir im Kurzzeitgedächtnis Informationen und entscheiden – bewusst oder unbewusst durch Verknüpfung oder emotionale Bewertung –, ob diese im Langzeitgedächtnis landen. Somit haben wir öfter Verantwortung und Kontrolle über unser Gehirn als wir denken! Toll ist, dass wir auch aktiv entscheiden können, welche Informationen wir behalten und welche verworfen werden.

Wissen um Fakten (= kristalline Intelligenz). Alter ist hierbei eindeutig von Vorteil.

Zum Trainieren habe ich Ihnen und Ihren LeserInnen ein paar Übungen mitgebracht:

Übung 1: Ausschließen

Wählen Sie das Wort aus, das nicht zu den anderen passt und erklären Sie, warum Sie sich so entschieden haben.

Es kann unterschiedliche Lösungen geben, je nach Begründung.

1. Mango – Nuss – Pflaume – Zucchini – Traube
2. Fliege – Mücke – Termite – Libelle
3. Köln – Düsseldorf – Hamburg – Berlin
4. Käse – Quark – Joghurt – Sahne – Milch
5. Sofa – Stuhl – Bett – Blumentopf – Tisch
6. Gabel – Messer – Löffel – Pfanne

Quelle: © Bundesverband Gedächtnistraining e.V.

Übung 2: Aktive Pause

Eine Anleitung finden Sie hier:

Hier scannen!

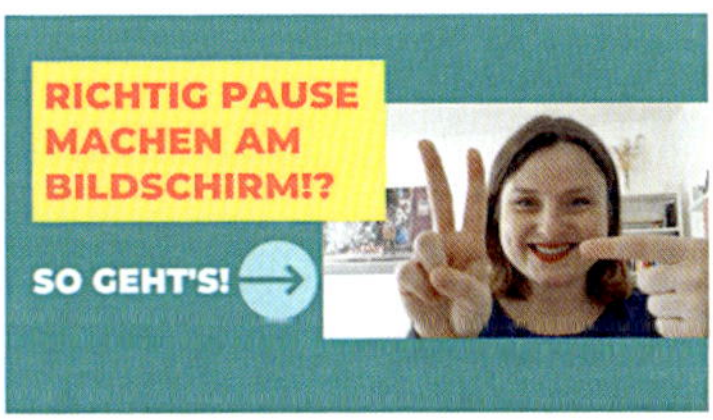

Oder geben Sie Folgendes in Ihre Suchmaschine ein:
Koordinationsübung hellundwach
Link: https://www.youtube.com/watch?v= pmJRxwYSZw

Übung 3: Konzentration steigern »Rückwärts-Text«

Bitte lesen Sie nur die linke Seite – von unten nach oben – und decken die rechte Seite ab. Hier steht die Lösung.

Text rückwärts

UNTEN FÄNGT DER TEXT AN!

.luaP leduP eßiew red dnu etörkdlihcS esiew eiD :hcilnnertreznu ednuerF nedieb eid dnis nuN .na gnudalniE eid luaP tmmin eduerF relloV ».dnis eniella rhem thcin eiS timad ,nies tednuerfeb nenhI tim ethcöm hcI .needI eleiv nebah dnu gitum rhes dnis eiS .tethcaboeb eiS ebah hcI« . hcildnuerf nesewebeL sad nhi tßürgeb ,»nnaM regnuj ,dnebA netuG« .neheseg reih ein hcon re tah reiT seseiD . hcis luaP tkned ,»?sad tsi reW« .tmmokuz nhi fua masgnal rhes sad ,neseW nie re tkremeb tnemoM meseid nI .sua feit temta rE . hcieT nenielk menie na knaB renie neben re tztis sdnebA seniE .nedrew uz nesserfeg mhi nov ,tsgnA nebah ellA .neleips mhi tim dnamein lliw redieL .ereiT eleiv se tbig krapsgnilbeiL menies nI .eniella remmi tbielb re dnu kcüruz resuäH erhi ni sdneba neheg nennidnüH dnu nedüR ellA !ednuerF eniek hcafnie tednif rE ... giruart nhi thcam ehcaS enie hcoD .nehcsüB nehoh retnih thcaN red ni tfälhcs dnu tbielb girbü nehcsneM ned nov saw ,tssirf rE .tiehdnuseG retseb hcis tuerfre dnu tdatS nenielk renie ni kraP menie ni tnhow rE .nebelre sawte lliw dnu gnuj tsi luaP .nefualuzgew ,nessolhcseb negroM neginnos meseid na tah luaP .novad dnu fua nohcs tsi reseiD .rehretnih leduP neßiew merhi annA tfur ,»luaP ,llenhcs os thcin ,yeH«

dnuerF reuen niE ←←← HIER STARTEN

Verfasst von Lilie Basel, 2022

Lösung

Ein neuer Freund

»Hey, nicht so schnell, Paul«, ruft Anna ihrem weißen Pudel hinterher. Dieser ist schon auf und davon. Paul hat an diesem sonnigen Morgen beschlossen, wegzulaufen. Paul ist jung und will etwas erleben. Er wohnt in einem Park in einer kleinen Stadt und erfreut sich bester Gesundheit. Er frisst, was von den Menschen übrig bleibt und schläft in der Nacht hinter hohen Büschen. Doch eine Sache macht ihn traurig ... Er findet einfach keine Freunde! Alle Rüden und Hündinnen gehen abends in ihre Häuser zurück und er bleibt immer alleine. In seinem Lieblingspark gibt es viele Tiere. Leider will niemand mit ihm spielen. Alle haben Angst, von ihm gefressen zu werden. Eines Abends sitzt er neben einer Bank an einem kleinen Teich. Er atmet tief aus. In diesem Moment bemerkt er ein Wesen, das sehr langsam auf ihn zukommt. »Wer ist das?«, denkt Paul sich. Dieses Tier hat er noch nie hier gesehen. »Guten Abend, junger Mann«, begrüßt ihn das Lebewesen freundlich. »Ich habe Sie beobachtet. Sie sind sehr mutig und haben viele Ideen. Ich möchte mit Ihnen befreundet sein, damit Sie nicht mehr alleine sind.« Voller Freude nimmt Paul die Einladung an. Nun sind die beiden Freunde unzertrennlich: Die weise Schildkröte und der weiße Pudel Paul.

Was bringt die Arbeit mit einem Gedächtnis-Coach?

Lilie Basel: Es gibt viele Namen für das Gedächtnistraining: Mentaltraining, kognitives Training, Gehirntraining, Gehirnjogging, Konzentrationstraining, Koordinationstraining, Lerntraining, Merktraining oder Neurofitness. Leider wird Gedächtnistraining immer noch häufig gleichgesetzt mit dem Training von Wörtern oder Zahlen am PC oder Handy. Studien verwenden für die Erfolgsmessung häufig isolierte Informationen und Zahlenreihen (siehe z. B. Dortmunder Altersstudie: Studie zur Förderung der Hirnleistungsfähigkeit bei Älteren).

Ein Gedächtnis-Coach befasst sich hingegen mit dem ganzheitlichen Training in Einzelsitzungen und Gruppen. Das Geheimnis dabei ist, dass das Gehirn mit Spaß gefordert wird, Fehler zum Dazulernen verwendet werden und die Kooperation und Koordination im Fokus stehen. Ich wähle für meine Coachees interaktive, häufig personalisierte Übungen aus, die in Schwierigkeitsgraden variieren und verschiedene Sinne involvieren, und setze sie in einen lebensnahen Kontext für besseren Trainingserfolg. Es kann dabei auch ganze Themenstunden geben oder Biografiearbeit (vor allem bei Menschen mit Demenz).

Vor Prüfungen oder wichtigen Präsentationen meiner KlientInnen verwende ich sehr gerne Mentaltraining, um Situationen in der Vorstellungskraft zu bewältigen, bevor sie im Außen entstehen. Das Wunderbare ist: Für das Gehirn ist es oft egal, ob Dinge real geschehen oder imaginiert werden.

Um ein paar der 12 Trainingsziele zu verdeutlichen, habe ich Ihnen weitere Kurzübungen der hell&wach® Akademie mitgebracht:

ÜBUNG DENKFLEXIBILITÄT

- Bilden Sie so viele Wörter wie möglich aus den folgenden Buchstaben:
  G E D Ä C H T N I S; Beispiel »EI«.

ÜBUNG LOGISCHES DENKEN

- Heute ist Donnerstag, übermorgen ist ...?
- Gestern war Freitag, welcher Tag war vorgestern ...?

ÜBUNG WAHRNEHMUNG

- Eine Minute die Augen schließen und die Richtung von Geräuschen bestimmen.

ÜBUNG WORTFINDUNG

- Welches Wort verbirgt sich hinter »UABURL«?

Wer sind Ihre Kunden?

Lilie Basel: Die Zielgruppen von Trainingseinheiten sind:

- Kinder (Lesetraining, Motivation) und Jugendliche (Konzentrationstraining, Lerntraining, Reduktion von Prüfungsangst)
- Erwachsene (Merktraining, Priorisieren, Prüfungsangst bewältigen, Stresssituationen lindern, Namen lernen, To-do-Listen und Einkaufslisten merken)
- Reife Menschen (Gehirn- und Gedächtnisleistung stimulieren, Beweglichkeit erhalten, Kommunikationsfähigkeit erhalten, Biografiearbeit, Realitätstraining/Erinnerung)
- Unternehmen/Organisationen und MitarbeiterInnen (Vertrieb, Projektmanagement und Kundengespräche, mentale Notizen, Telefonnummern merken, interaktiv präsentieren)

Ist auch bei einer Alzheimer Erkrankung oder Morbus Parkinson noch eine Verbesserung durch ein professionelles Gehirntraining möglich?

Lilie Basel: Es gibt bisher wenige Hinweise auf die langfristige Wirkung von kognitivem Training bei Schlaganfällen und anderen Erkrankungen, bei denen Gedächtnisstörungen eine Rolle spielen. Meist erhalten die Betroffenen wenige Wochen Training, das bisher nicht systematisch in den langfristigen Alltag der PatientInnen überführt wird. Es gibt also bisher nur eine kurze und wenig standardisierte professionelle Gedächtnis-Begleitung und dementsprechend wenig Evidenz für langfristige Erfolge. Es gibt mittlerweile jedoch faszinierende Studien, die zeigen, dass Vorstellungskraft sogar Muskelkraft verändern kann (siehe u.a. Ranganathan et al.: »From mental power to muscle power – gaining strenght by using the mind«).

Lebenslanges Lernen findet sich in der wissenschaftlichen Literatur außerdem als wichtiger Resilienz- und Schutzfaktor vor Gedächtnisstörun-

gen. Auch die neurokognitive Aktivierung zur Behandlung von Demenz wird häufig als erfolgsversprechend genannt. Die physiologischen Faktoren stehen bei der Behandlung von Demenz oder Parkinson allerdings noch häufig im Mittelpunkt.
Am besten erforscht sind laut Neurowissenschaftler Lutz Jäncke der Einfluss von körperlicher Bewegung auf das Gedächtnis, soziale Kontakte und geistiges Training, bei dem – wie beim ganzheitlichen Gedächtnistraining – lebensrelevanter Input verschiedener Art trainiert wird: anspruchsvolle Kreuzworträtsel lösen, Sachbücher lesen, eine Sprache lernen oder einen Tanzkurs machen. Wichtig ist außerdem für die Gedächtnisleistung, dass weitere Krankheiten konsequent behandelt werden, die die Hirndurchblutung stören können – wie Bluthochdruck.

LIFE KINETIK® – eine Methode nicht nur für Profisportler

Gehören Sie auch zu den Menschen, die mit Murren und Knurren ihre Sporteinheit durchziehen, sich aber dabei furchtbar langweilen? Dann sollten Sie Life Kinetik® und ihren Erfinder, Horst Lutz, kennenlernen.

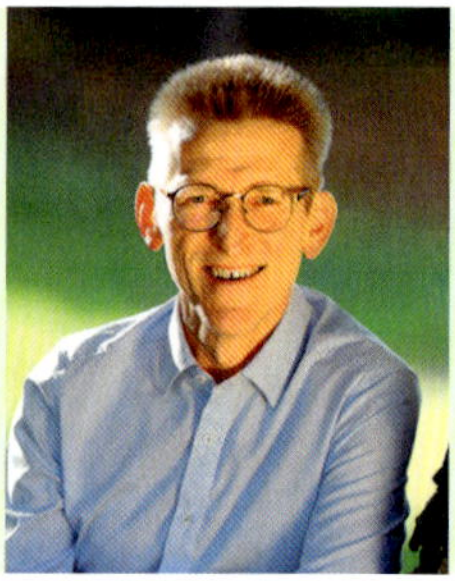

Interview mit Horst Lutz:
»Sport ist Spiel und Spiel ist Sport!«

Herr Lutz, was genau ist Life Kinetik®?

Horst Lutz: Life Kinetik® ist die Trainingsform, die Wahrnehmungsaufgaben mit kognitiven Herausforderungen und ungewöhnlicher, spaßiger Bewegung koppelt. Das Ziel ist, durch die unterschiedlichen Aufgaben viele neue Verbindungen zwischen den Gehirnzellen zu schaffen, um im Alltag leistungsfähiger zu werden. Der Hintergrund ist die einzigartige Kombination aus Wahrnehmungskomponenten wie Funktional-Optometrie, Audiorhythmik oder Somatosensorik, gepaart mit kognitiven Elementen wie Arbeitsgedächtnis, Aufmerksamkeit oder Problemlösungsintelligenz und ungewöhnlichen Bewegungsaufgaben. Das garantiert ein Maximum an Abwechslung, Spaß und Erfolg.

Immer wenn wir etwas Neues machen, versucht unser Gehirn eine Lösung zu finden. Gibt es passende Bahnen zwischen den Gehirnzellen noch nicht, baut sie unser Gehirn umgehend auf. Das ist Lernen. Diese neuen Bahnen können wir auch für andere Aufgaben verwenden.

Das funktioniert allerdings nur, wenn wir die Aufgabe ändern, sobald von zehn Versuchen drei bis vier klappen. Genau das nutzt Life Kinetik®. Ungewöhnliche Kombinationen verschiedenster Aufgaben regen das Gehirn an, neue Verbindungen zu schaffen. Je mehr Verbindungen, desto leistungsfähiger sind wir. Mehr als 2000 Übungen mit mehreren Milliarden Variationen sorgen dafür, dass es problemlos gelingt, immer wieder neu gefordert zu werden. Life Kinetik® ist das weltweit einzige Training dieser Art, für das in über 30 wissenschaftlichen Untersuchungen viele verschiedene Effekte nachgewiesen wurden.

Wie sind Sie auf die Idee gekommen, diese spezielle Trainingsart zu entwickeln?

Horst Lutz: Wie so oft im Leben hat der Zufall eine Rolle gespielt, mir ist es einfach zugefallen. Bei einer Ausbildung ging es um das Thema »Lernblockaden lösen«. Dazu sollten wir eine Übung durchführen, die auf den ersten Blick total einfach aussah, die aber keiner von uns Teilnehmern sofort konnte. Erst nach zehn Minuten gelang es dann.

Offensichtlich war ich in der Lage, noch dazuzulernen, indem ich ungewohnte Aufgaben gestellt bekomme. Ich machte mich dann auf die

Suche, ob es schon ein System gab, das so vorgeht. Bei Brainflow, einer Idee des Sportlehrers Winfried Möck, wurde ich fündig. Ich erwarb die Exklusivrechte daran und begann, diese ungewöhnlichen Übungen in meine Seminare einzubauen. Sehr schnell stellte sich heraus, dass alle großen Spaß daran hatten, so dass ich diesen Baustein mehr und mehr in den Vordergrund schob. Schließlich warf ich alle anderen Aktivitäten über Bord und kreierte eine Ausbildung, die bis heute etwa 5500 Interessenten absolvierten.

Selbstverständlich sind mir in der Zwischenzeit Unmengen an neuen Übungen eingefallen, die ich in ein ausbalanciertes, klar strukturiertes Konzept gepackt habe, das jeder lernen kann. Heute machen die Anfangsübungen von Brainflow etwa fünf Prozent von Life Kinetik® aus. Aber sie waren der Start dazu.

Viele Profisportler – sogar der DFB – nutzen und empfehlen Life Kinetik®. Was für Profis gut ist, kann doch für den Laien nicht schlecht sein, oder? Was kann das Training für meine geistige Leistungsfähigkeit konkret tun?

Horst Lutz: Das ist richtig! Hochleistungssportler aus allen Sportarten schwören genauso darauf wie Erzieher, Lehrer, Unternehmer, Kinder und Senioren. Da jeder Mensch andere Voraussetzungen mitbringt, lässt sich schwer vorhersagen, was bei den Teilnehmern passieren wird.

Klar ist, dass sich jeder irgendwo verbessern wird, wir wissen nur nicht, in welchem Bereich. Eine Untersuchung des Mannheimer *Institute of Mental Health* hat mittels MRT-Aufnahmen eindeutig nachgewiesen, dass die Konnektivität im Gehirn zunimmt – übrigens die zurzeit einzige Methode, um etwas gegen Demenz zu unternehmen. Jeder nutzt diese neuen Verbindungen aber anders. Besser lesen, rechtschreiben, rechnen, geschickter bewegen, Störungen besser verarbeiten, weniger Stress empfinden, besser schlafen sind z. B. häufige »Folgen«.

Da meistens die Wahrnehmung und die Aufmerksamkeit deutlich besser werden, reduziert sich die Fehlerquote, während gleichzeitig die Handlungsschnelligkeit steigt. Damit ist Life Kinetik® auch ein Sturzprophylaxe-Training. Und das Burnout-Risiko, gemessen mit dem Copenhagen-Burnout-Inventory, sank nach nur drei Monaten um fast 25 Prozent. Nahezu alle Stressparameter verbesserten sich deutlich und die Quantität der Erholungsreaktion im Schlaf stieg um fast 35 Prozent.

Somit ist Life Kinetik® ein Allround-Training, um das Gehirn und den Körper optimal auf die Herausforderungen des Alltags vorzubereiten. Das Besondere daran ist, dass die Übungen sehr viel Spaß machen, so dass es keine lästige Pflicht ist, sondern eine freudige Abwechslung.

Wie kann man sich eine Trainingseinheit vorstellen?

Horst Lutz: Es kommt ganz darauf an, welche Zielgruppe wir bedienen. Mit Vorschulkindern sehen die Übungen und auch die Stundenzusammenstellung etwas anders aus als für Erwachsene. Life Kinetik® gibt es von 10 Minuten täglich bis einmalig 60 Minuten pro Woche.

Exemplarisch habe ich für Sie eine 20-minütige Einheit herausgepickt und Übungen gewählt, die jeder selbst auch ohne besondere Anleitung und Kenntnisse durchführen kann. Wir haben immer einen von drei sogenannten Basiskomplexen als Thema für eine Stunde. Hinzu kommen dann Elemente aus 6 Ergänzungskomplexen mit insgesamt 18 Subkomplexen aus den Trainingsbereichen »Optimale Wahrnehmung« und »Kognitive Fähigkeiten«.

Das Thema unserer Beispielstunde ist die Bewegungskette, also die Verbindung von mehreren einfachen Bewegungen, die für sich alleine jeder kann. In Kombination werden sie dann jedoch zur Herausforderung. Als Wahrnehmungs-Subkomplexe habe ich aus der Somatosensorik die instabile Fläche gewählt und aus der visuellen Wahrnehmung den Subkomplex Augenfokussierung, also das Einschätzen von Entfernungen und Geschwindigkeiten. Als kognitive Subkomplexe kommen optische Aufmerksamkeit und räumlich-visuelles Arbeitsgedächtnis zum Einsatz.

Selbstverständlich geht es auch bei uns mit dem Aufwärmen los, allerdings ist auch das anders als beispielsweise im Sport. Wir wollen das Gehirn aufwärmen, weil die geringe körperliche Belastung ein muskuläres Aufwärmen nicht erforderlich macht.

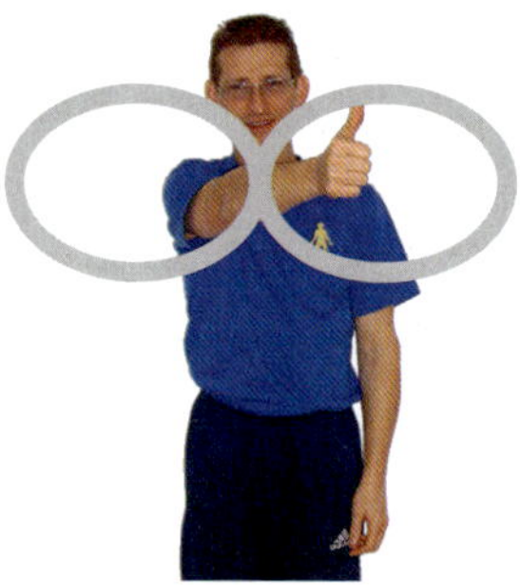

© Horst Lutz

Die **erste Übung** nennen wir »Brille«. Dabei strecken wir einen Arm mit dem nach oben gerichteten Daumen nach vorne, fixieren den Kopf und versuchen, nur mit den Augen dem Daumen zu folgen. Diesen bewegen wir nun in Form einer liegenden Acht (Schnittpunkt der Acht ist die Nasenspitze) vor dem Kopf. Damit provozieren wir den Übergang von einer Gehirnhälfte zur anderen, weil jeweils ganz außen immer nur ein Auge den Daumen sieht. Nach 3 Brillen wechseln wir zur anderen Hand. Und zum Schluss nehmen wir beide Daumen nach vorne und beobachten die Brille nur mit den Augen.

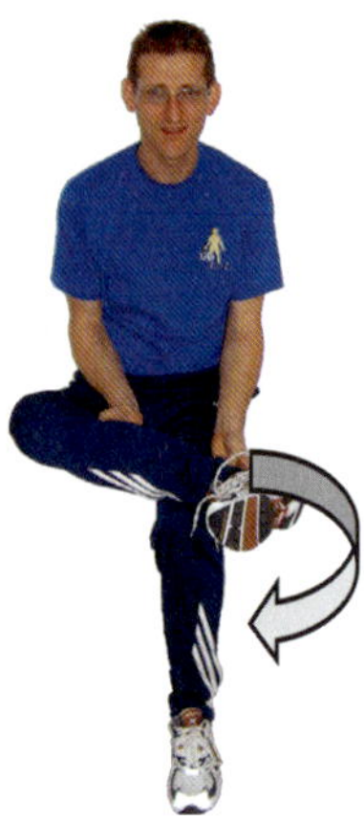

© Horst Lutz

Für die **zweite Übung** legen wir im Stehen einen Unterschenkel auf das Knie des anderen Beines. Dann fassen wir mit einer Hand an die Achillessehne und mit der anderen Hand an das obere Ende das Wadenmuskels und bewegen dann den Fuß abwechselnd in Richtung Schienbein und in die Gegenrichtung. Das hilft, das Gleichgewichtsorgan anzuschalten und fördert die wechselnde Ansteuerung der vorderen und hinteren Unterschenkelmuskulatur. Natürlich machen wir das nach etwa 20 bis 30 Sekunden auch mit dem anderen Bein.

Der erste Hauptteil der dritten Übung ist eine sicherlich jedem bekannte Übung: das Schunkeln. Allerdings bauen wir noch eine zusätzliche Armbewegung ein und außerdem stellen wir uns auf ein geknülltes Handtuch, so dass eine unebene Fläche entsteht.

1. Wir bewegen zunächst nur den Oberkörper gemäß den nachfolgenden Bildern:

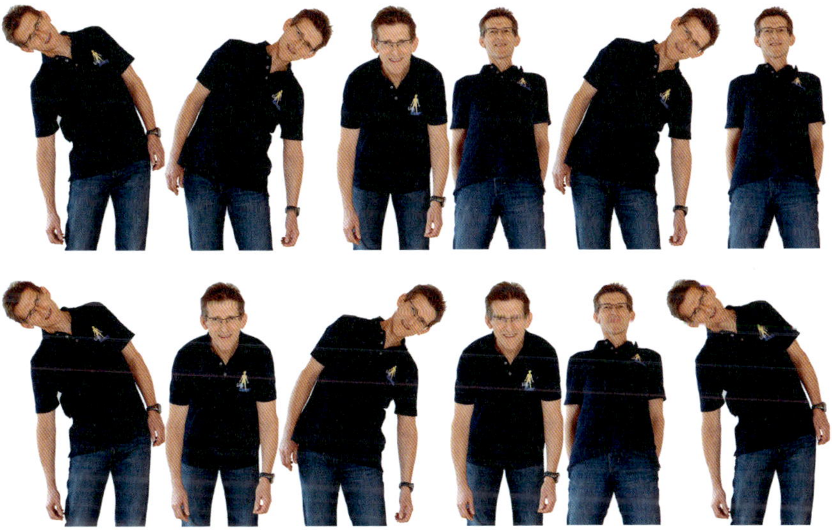

© Horst Lutz

2. Nun führen wir die gleiche Aufgabe noch einmal durch, aber zusätzlich gilt:
   Bei Oberkörper nach vorne: zusätzlich den linken Arm zur Seite strecken
   Bei Oberkörper nach hinten: zusätzlich den rechten Arm zur Seite strecken
   Bei Oberkörper nach links: zusätzlich den rechten Arm nach vorne strecken
   Bei Oberkörper nach rechts: zusätzlich den linken Arm nach hinten strecken

3. Jetzt kommt folgende Regel hinzu: Vorne und hinten sind vertauscht. Wenn ich also im Bild nach vorne gehe, müssen alle den Oberkörper nach hinten bewegen und natürlich auch den rechten Arm zur Seite strecken. Links und rechts ist aber nicht vertauscht.

4. Wir heben jetzt die Regel von Variation 3 auf, aber dafür sind jetzt links und rechts vertauscht.

5. Die nächste neue Regel: Sowohl vorne und hinten als auch links und rechts sind vertauscht, aber die Armbewegungen nicht. Wenn ich im Bild also den Oberkörper nach links neige, müssen alle den Oberkörper nach rechts neigen, aber die Armbewegung vom Oberkörper nach links durchführen, also rechten Arm nach vorne strecken.

6. Bei der letzten Variation sind jetzt links und vorne vertauscht, rechts und hinten sind nicht vertauscht. Die Armbewegungen folgen dem Tausch.

Im zweiten Hauptteil dieser Übung trainieren wir eine klassische Life-Kinetik-Übung, den Parallelball. Hierzu benötigen wir zwei Gegenstände, die wir mit den Händen hochwerfen und wieder fangen können. Sie sollen aber nicht zu Bruch gehen können, wenn sie auf den Boden fallen, also zum Beispiel zwei kleine Bälle oder zwei Tücher. Zusätzlich wollen wir unser nicht dominantes Auge stärken, indem wir das dominante Auge abdecken. Das kann entweder mit einer Augenklappe geschehen oder mit einem Tuch. Das dominante Auge ist in erster Linie zusammen mit dem dazugehörigen Gehirnareal dafür verantwortlich, Entfernungen und Geschwindigkeiten einzuschätzen.

Um das dominante Auge festzustellen, legen wir eine Handfläche so auf den Handrücken der anderen Hand, dass ein kleines Loch zwischen den Daumen mit etwa 2 cm Durchmesser entsteht. Dann strecken wir beide Arme nach vorne und schauen mit beiden geöffneten Augen durch das Loch auf einen markanten Punkt im Raum. Wir bewegen den Kopf und die Hände nicht mehr und schließen ein Auge. Wenn wir dann den markanten Punkt noch sehen, ist das dominante Auge offen. Sehen wir den Punkt nicht mehr, ist das dominante Auge geschlossen.

Dann kann es ja jetzt mit der Übung losgehen.

1. Wir halten in jeder Hand einen der beiden Gegenstände und kreuzen dann abwechselnd so die Unterarme, dass einmal die rechte Hand oben ist und einmal die linke Hand.

2. Jetzt werfen wir die Gegenstände gleichzeitig etwa 20 cm hoch und fangen sie wieder.

3. Nun kombinieren wir die beiden Übungen. Wir werfen die Gegenstände wieder 20 cm hoch, kreuzen die Arme und fangen die Gegenstände wieder mit gekreuzten Armen auf. Sofort werfen wir mit gekreuzten Armen die Gegenstände wieder hoch, lösen das Kreuzen auf und fangen die Gegenstände wieder mit den parallelen Händen. Die Gegenstände fliegen dabei nur immer senkrecht nach oben und kreuzen ihre Flugkurve nicht.

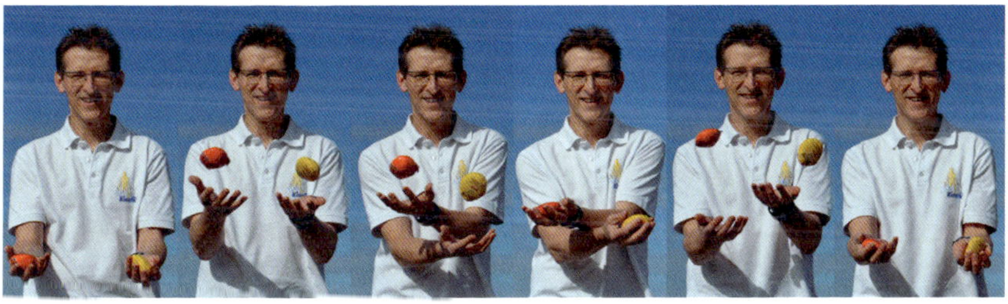

4. Aus Erfahrung weiß ich, dass jeder eine Schokoladenseite hat, weshalb bei Variation 3 mit sehr großer Wahrscheinlichkeit immer die gleiche Hand oben gekreuzt wurde. Deshalb versuchen wir nun abwechselnd mit der linken und der rechten Hand oben zu kreuzen, während die Gegenstände in der Luft sind.

5. Bei der nächsten Variante halten wir die Gegenstände nun so, dass die Handrücken nach oben zeigen. Ansonsten bleibt alles gleich, also wieder hochwerfen, Hände kreuzen und gekreuzt auffangen.

6. Die letzte Variation mischt die Variationen 4 und 5. Wir starten wie in Variation 5, drehen dann aber während des Kreuzens beide Hände und fangen überkreuz die Gegenstände mit dem Handrücken nach unten. Dann werfen wir die Gegenstände wieder hoch, drehen beide Hände, während wir die Kreuzung auflösen und fangen die Gegenstände mit dem Handrücken nach oben.

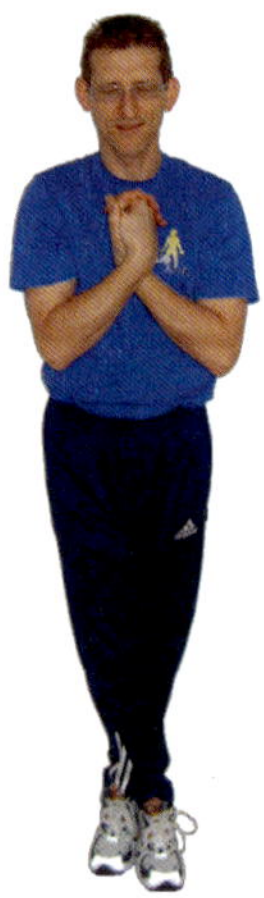

Um die neuen Verknüpfungen, die wir jetzt bei den Übungen gebaut haben, zu festigen, führen wir noch eine **Abwärmübung** durch. Dazu kreuzen wir das rechte Bein über das linke und die rechte Hand über die linke. Dann drehen wir die Hände zueinander, als würden wir klatschen wollen, und verschränken die Finger. Dann ziehen wir die verschränkten Hände von unten zum Körper hoch bis zum Kinn. Wenn es die körperliche Konstitution zulässt, schließen wir die Augen und versuchen, das Körpergewicht gleichmäßig auf beide Beine zu verteilen.

Wie oft sollte man trainieren, um Effekte zu erzielen?

Horst Lutz: Life Kinetik® ist grundsätzlich zwar ein lebenslanges Training, aber die ersten Effekte treten schon nach wenigen Wochen auf. Dabei genügt eine Trainingszeit von 50 bis 60 Minuten pro Woche, ganz egal, ob am Stück oder in Teilen trainiert wird. Allerdings stellen sich die Effekte in der durch die wissenschaftlichen Untersuchungen nachgewiesenen Form nur dann ein, wenn das Training unter professioneller Anleitung nach der speziellen Life Kinetik®-Trainingslehre durchgeführt wird. Nur zertifizierte Life Kinetik®-Coaches verfügen über das entsprechende Know-how und dürfen Life Kinetik®-Performance-Kurse anbieten. Allerdings kann jeder ein Life Kinetik®-Coach werden. Berufliche Grundqualifikationen oder sonstige Voraussetzungen gibt es dafür nicht. Informationen dazu gibt es unter www.lifekinetik.com.

ERNÄHRUNGSWISSENSCHAFTLICHE FAKTEN FÜR IHRE HIRNGESUNDHEIT

Die Nutri-Genomik und die Nutri-Epigenetik sind noch junge Wissenschaftsbereiche, die den Einfluss der Ernährung bzw. von Nährstoffen auf das Genom und das Epigenom erforschen. Die bereits erwähnte Rotterdam-Studie hat gezeigt, dass epigenetische Veränderungen zwar grundsätzlich reversibel sind, aber auch weitervererbt werden können. Die Bedeutung der Methylgruppen und deren Aufnahme durch eine entsprechende Ernährung haben wir ausführlich beschrieben.

Klarheit im Kopf ist das Resultat eines gesunden, bis ins hohe Alter voll funktionsfähigen Gehirns. Dieses benötigt neben den Methylgruppendonatoren jedoch noch einiges mehr an Nährstoffen. Unabhängig von Ihrer Genkonstellation, und auch wenn Sie gar keine Auffälligkeiten in Ihren BIG 5-Genen feststellen sollten, können Sie alleine über die Auswahl Ihrer Nahrungsmittel viel für Ihre Gehirngesundheit tun. Wir haben im Folgenden die wichtigsten Fakten für Sie zusammengestellt.

Heilsamer Verzicht – wenn Gluten auf die Nerven geht

Hätten wir dieses Buch vor 10 Jahren geschrieben, dann hätten wir unserer Leserschaft zunächst einmal erklären müssen, was genau Gluten ist. Aber mit der starken Zunahme diagnostizierter Nahrungsmittelunverträglichkeiten, die das Klebereiweiß Gluten betreffen, wissen die meisten Menschen mittlerweile: Auch wenn keine Zöliakie (genetische Form der Glutenunverträglichkeit) vorliegt, kann es gravierende gesundheitliche Probleme verursachen.

Gluten

Gluten ist Bestandteil der meisten gängigen Getreidesorten: Weizen, Dinkel, Roggen, Gerste, Hafer, Emmer und Kamut. Somit ist es in vielen Nahrungsmitteln in unterschiedlichen Mengenanteilen enthalten: Bier, Nudeln, Gebäck, Brot, Bulgur und Couscous.

Die Zöliakie und die glutenbedingten Nahrungsmittelunverträglichkeiten verursachen in erster Regel Beschwerden im Magen-Darm-Trakt. Weniger bekannt ist, dass Gluten auch im Gehirn eine schädigende Wirkung entfalten kann. Dieses Krankheitsbild ist in der Literatur als »Gluten-Ataxie« bekannt und kann unabhängig von einer Magen-Darm-bezogenen Unverträglichkeit bestehen. Eines der häufigsten Symptome sind neben Kopfschmerzen und Migräne die sogenannten milden kognitiven Störungen, also Gedächtnisstörungen, Konzentrationsstörungen und herabgesetzte Aufmerksamkeit.

Ein einfacher Bluttest gibt darüber Auskunft, ob das Gehirn empfindlich auf Gluten reagiert.

Glutenunverträglichkeit				
Transglutaminase 6 Antikörper IgA	9,8	AU	< 2,6	
Transglutaminase 6 Antikörper IgG	3,6	AU	< 3,3	
Glutensensitive Enteropathie/ Zöliakie im Serum				
Anti-Transglutaminase-IgA i. Serum	<2,00	U/ml	< 22	
Anti-Gliadin IgA im Serum	<2,00	U/ml	< 22	

Eine Glutenunverträglichkeit kann auch nur das Gehirn betreffen.
Mit freundlicher Genehmigung Labor Biovis Diagnostik MVZ GmbH

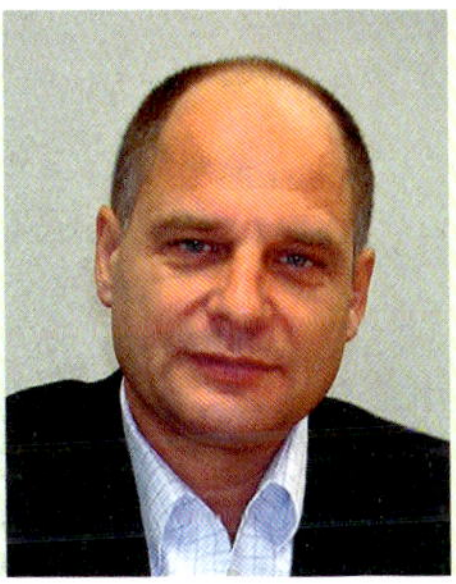

Interview mit Prof. Dr. Michael Kramer:

Die Gluten-Ataxie ist noch weitgehend unbekannt

Der Facharzt für Laboratoriumsmedizin Prof. Dr. Michael Kramer hat sich mit seinem Labor auf die Diagnostik dieser bislang noch weitestgehend unbekannten Form der Gluten-Unverträglichkeit spezialisiert. Er konnte uns viele Fragen zur Gluten-Ataxie beantworten.

Was ist die Gluten-Ataxie genau und seit wann ist dieses Krankheitsbild bekannt?

Prof. Dr. Michael Kramer: Der Getreidebestandteil Gluten kann bei Aufnahme mit der Nahrung Unverträglichkeitsreaktionen auslösen. Diese »Gluten-Unverträglichkeit« kann unterschiedliche Ursachen haben. Ein Teil ist mit der Bildung so genannter »Autoantikörper« gegen körpereigene Enzyme, die »Transglutaminasen« assoziiert. Zu dieser Art von Erkrankungen zählt auch die »Gluten-Ataxie«, eine Erkrankung des Nervensystems mit Bewegungsstörungen bei erhaltener Kraft. Die bei der Gluten-Ataxie beobachteten Autoantikörper sind gegen die sogenannte

»Neuronale Transglutaminase« (auch: Transglutaminase 6 oder kurz TG6) gerichtet.

Eine ähnliche autoimmunologisch bedingte Gluten-bezogene Erkrankung kennt man erstens für den Darm, die Zöliakie oder auch »Glutensensitive Enteropathie« mit Autoantikörpern gegen Transglutaminase 2, und zweitens für die Haut, die Dermatitis herpetiformis Duhring (Morbus Duhring) mit Autoantikörpern gegen die Transglutaminase 3.

Unbehandelt schreitet eine Gluten-Ataxie mit immer stärkeren Symptomen fort: von anfänglichen leichten Bewegungsstörungen bis hin zu schweren unwillkürlichen Bewegungen. Die Symptome werden durch eine Schädigung des Kleinhirns ausgelöst. Durch eine frühzeitige Diagnose und eine strikt glutenfreie Diät kann es in einigen Fällen zu einer Verbesserung der neurologischen Symptome kommen, zumindest kann das Voranschreiten der Erkrankung verlangsamt oder aufgehalten werden.

Eine der ersten wissenschaftlichen Veröffentlichungen zur Gluten-Unverträglichkeit in Verbindung mit neurologischen Symptomen stammt aus dem Jahr 1996 aus der Arbeitsgruppe um Marios Hadjivassiliou (Sheffield). Die Autoren wiesen damals darauf hin, dass sich bei Patienten mit Zöliakie (der Gluten-sensitiven Enteropathie; Darmerkrankung) häufig »neurologische Dysfunktionen« (»neurological dysfunctions«) finden, und sie stellten die Hypothese auf, dass Gluten bei diesen neurologischen Störungen eine ursächliche Bedeutung zukommt. In der Folgezeit wurde von dieser Arbeitsgruppe der Zusammenhang zwischen Gluten-abhängigen Autoantikörpern gegen Transglutaminase 6 und neurologischen Störungen – insbesondere der Gluten-Ataxie – weiter erforscht und aufgeklärt.

Welche neurologischen Erkrankungen werden ebenfalls mit erhöhten Anti-Transglutaminase 6- (Anti-TG6) Autoantikörpern in Verbindung gebracht?

Prof. Dr. Michael Kramer: In der Tat ist die Gluten-Ataxie nicht die einzige Gluten-bezogene neurologische Erkrankung. Hadjivassiliou spricht deshalb im weiteren Sinne von »Gluten-related Neurological Disorders« (GRND), also »Gluten-bezogenen neurologischen Störungen«, bei denen die »Gluten-Ataxie« nur eine Erkrankungsform darstellt.

In einer Publikation aus dem Jahr 2019 von Zis und Hadjivassiliou wurden u. a. folgende neurologische Erkrankungen und Symptome mit Autoantikörpern gegen die neuronale Transglutaminase 6 in Zusammenhang gebracht:

- Ataxie (Störungen der Bewegungskoordination bei erhaltener Kraft)
- periphere sensorische und sensomotorische Neuropathien (55 % assoziiert mit Schmerzempfindungen)
- Epilepsie
- Restless-Legs-Syndrom
- chronische Kopfschmerzen und Migräne
- milde kognitive Störungen

Wie verbreitet sind Anti-TG6-Autoantikörper als Zeichen einer »Zöliakie im Gehirn« in Deutschland?

Prof. Dr. Michael Kramer: Der Ausdruck »Zöliakie im Gehirn« ist etwas irreführend, da dieses Krankheitsbild als »Gluten-sensitive Enteropathie« durch eine Krankheitsbeteiligung des Dünndarms charakterisiert ist: Neben dem Nachweis von anti-Gliadin-Antikörpern und Auto-Antikörpern gegen Transglutaminase 2 (TG2; die sogenannte »Gewebs-Transglutaminase«) ist für die definitive Diagnose einer Zöliakie der Nachweis einer Zottenatrophie mittels Duodenal-Biopsie gefordert (pathognomonisch).

Allerdings sind neurologische Symptome bei einer Zöliakie sehr häufig; diese neurologischen Erkrankungen sind ebenfalls Gluten-bezogen,

Autoantikörper gegen die im zentralen Nervensystem vorkommende Transglutaminase 6 können in diesen Fällen diagnostisch weiterhelfen. Wichtig: Eine Zöliakie und Gluten-bezogene Erkrankungen des Nervensystems können, müssen aber nicht zusammen bei einem Patienten vorliegen: Etwa 17 % der Patienten mit Gluten-bezogenen neurologischen Erkrankungen zeigen keine Symptome einer Darmerkrankung.

Umgekehrt heißt das aber auch, dass bei Patienten mit Zöliakie immer darauf geachtet werden sollte, ob neurologische Symptome vorliegen, bzw. ob im weiteren Verlauf der Erkrankung neurologische Symptome auftreten. Die Bestimmung der Transglutaminase 6-Autoantikörper kann deshalb bei Zöliakie-Patienten hilfreich sein, um eine (möglicherweise imminente) Gluten-bezogene Krankheitsmanifestation am ZNS zu erkennen.

Im »Ataxia Centre« in Sheffield (England) wurde für die Gluten-Ataxie eine Prävalenz von ca. 15 % bei allen Ataxien und von mehr als 40 % bei den Ataxien mit unbekannter Ursache festgestellt. Auf Deutschland bezogen wären dies bei einer Häufigkeit (»Prävalenz«) für Ataxien von 15 pro 100.000 Personen also etwa 2 Fälle von Gluten-Ataxie pro 100.000 Personen.

Ist bei den Betroffenen eine lebenslange, strikt glutenfreie Diät notwendig?

Prof. Dr. Michael Kramer: Durch eine frühzeitige Diagnose und eine strikt glutenfreie Diät kann es zu einer Verbesserung der neurologischen Symptome kommen, zumindest kann das Voranschreiten der Erkrankung verlangsamt oder bestenfalls aufgehalten werden. Die glutenfreie Diät sollte unbedingt eingehalten werden, kombiniert mit einer regelmäßigen Kontrolle der Anti-Gliadin-Antikörper und der Anti-TG6-Autoantikörper. Bei erfolgreicher Glutenvermeidung sollten nach 6 bis 12 Monaten keine positiven Antikörper-Titer mehr nachweisbar sein.

Ohne die strikte Einhaltung einer glutenfreien Diät kommt es zum Fortschreiten der Erkrankung (Kleinhirn-Atrophie) und Verschlimmerung der neurologischen Symptome. Im Frühstadium der Erkrankung ist wohl eine Regeneration der Nervenfasern noch möglich, bei weiterem Fortschreiten der Erkrankung sind die Schäden irreversibel. Die Patienten sollten diesbezüglich ausführlich aufgeklärt und durch Diät-Assistenz begleitet werden.

Werden die Untersuchungen von der gesetzlichen Krankenkasse übernommen?

Prof. Dr. Michael Kramer: Eine Abrechnung ist im kassen- und auch im privatärztlichen Bereich möglich.

Denken wie geschmiert – Ölwechsel im Gehirn

Der Großteil unserer grauen Zellen besteht aus Fett, vor allem aus den essentiellen **Omega-3-Fettsäuren**

- Eicosapetentaensäure (EPA)
- Docosahexaensäure (DHA)

sowie der essentiellen **Omega-6-Fettsäure**

- Arachidonsäure (AA)

Diese Fette spielen aber nicht nur als Bauelemente eine Rolle, sondern sie haben Einfluss auf die Funktion unserer Nervenzellen.

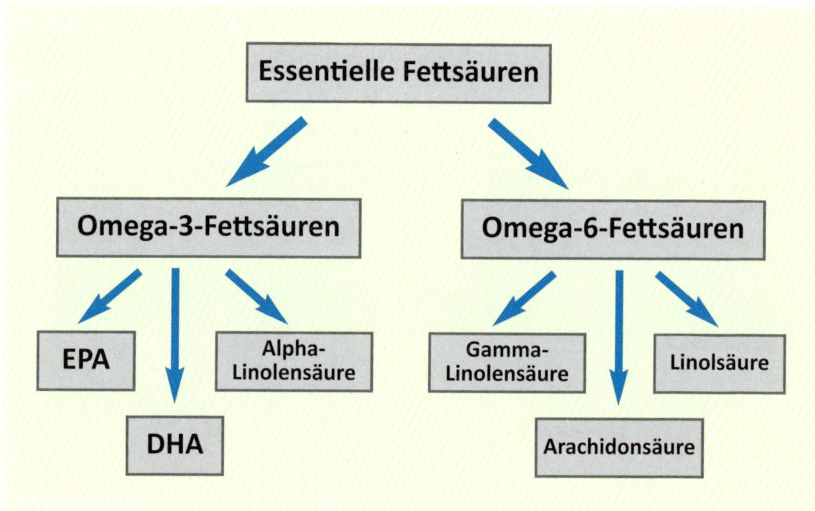

Die Omega-3- und Omega-6-Fettsäuren sind essentiell.

DHA und EPA wirken entzündungshemmend, indem sie entsprechende Gewebshormone fördern. Wissenschaftler konnten in den letzten Jahren zeigen, dass chronische Entzündungsprozesse für degenerative Erkrankungen des Gehirns wie Morbus Alzheimer und weitere Formen der Demenz (mit-)verantwortlich sein können. Des Weiteren gibt es Hinweise darauf, dass Depressionen, Zwangsstörungen und bipolare Störungen auch durch chronische Entzündungen im Gehirn mitverursacht werden können. Daher ist der ausreichende Verzehr dieser Fettsäuren in vielerlei Hinsicht sinnvoll.

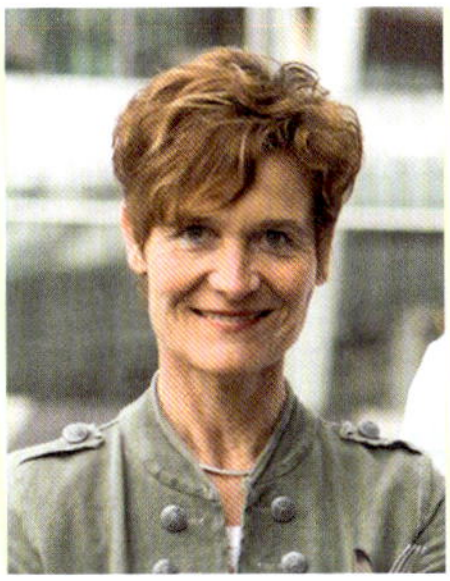

Interview mit der Ökotrophologin Ulrike Gonder:
Mehr Fett fürs Hirn!

Die Ökotrophologin Ulrike Gonder hat gemeinsam mit dem Internisten Dr. Peter Heilmeyer den Ratgeber »Essen! Nicht! Vergessen!« geschrieben. Darin werden die wichtigen, jedoch oft übersehenen oder unterschätzten Zusammenhänge zwischen Lebensstil und Gehirngesundheit beschrieben. Im Fokus stehen dabei auch der Fettstoffwechsel und die Nahrungsfette.

Frau Gonder, welche Brenn-, Bau- und Schutzstoffe, die wir aus der Nahrung beziehen können, benötigen unsere Hirnzellen eigentlich?

Ulrike Gonder: Proteine, Fette und Cholesterin sind die wichtigsten Baustoffe des Gehirns. Ein paar wenige Kohlenhydrate benötigt es auch, deren Zufuhr bei normalen Blutzuckerspiegeln in der Regel sichergestellt ist. Einige Proteinbausteine kann der Körper selbst herstellen, mindestens acht muss er jedoch über die Nahrung aufnehmen. Die langkettigen Fettsäuren DHA und Arachidonsäure sowie in geringem Umfang EPA nimmt das Gehirn ebenfalls aus dem peripheren Blut auf, wohin sie idealerweise auch durch die Nahrung gekommen sind.

Die meisten Fettbausteine und sein Cholesterin stellt das Gehirn jedoch selbst her. Dazu braucht es erstens Energie und zweitens den Baustoff

Acetyl-CoA. Glukose kann zwar beides liefern, wir wissen aber auch, dass für die Bildung von Cholesterin und Fettsäuren, z. B. für Zellmembranen und Myelinscheiden, bevorzugt Ketone herangezogen werden. Daher ist es sinnvoll, immer ein paar Ketone im Blut zu haben, sei es durch längere Nahrungspausen, durch den Verzehr von Kokosöl oder MCT-Ölen oder durch Phasen einer fettbetonten, ketogenen Ernährung.

Und selbstverständlich benötigt auch das Gehirn verschiedene Vitamine und Mineralstoffe, um sich ausreichend vor schädlichen inneren und äußeren Einflüssen schützen und reibungslose Abläufe sicherstellen zu können. Dazu gehören insbesondere Vitamin B12 und B6, aber auch Vitamin C, D, A und E. Die besonders für das Gehirn wichtigen Mineralstoffe sind allen voran Jod, aber auch Eisen, Kupfer, Zink und Selen. Vitamine und Mineralstoffe sind essentielle Nährstoffe, das heißt, wir müssen sie mit der Nahrung aufnehmen, weil der Körper sie nicht selbst produzieren kann (Ausnahme Vitamin D). Es geht hier nicht um Viel-hilft-viel, aber es muss eben genug da sein. Wer einseitig isst oder viel hoch verarbeitete Produkte und Junkfood, aber wenig Gemüse und Fisch, läuft Gefahr, zu wenig von diesen hirnrelevanten Mikronährstoffen aufzunehmen.

Welche Omega-3-Fettsäuren sind besonders wichtig und wie viel brauche ich davon am Tag, wenn ich ein erhöhtes Risiko trage (z.B. APOE4)?

Ulrike Gonder: Die herausragende Rolle kommt der DHA zu, die den Gehirnzellen sowohl als Baustoff als auch als Signal- und Schutzstoff dient. EPA ist allerdings in den Blutgefäßen wichtiger. Beide langkettigen Omega-3-Fettsäuren sollten wir idealerweise mit der Nahrung zuführen. Zwar besteht theoretisch die Möglichkeit, dass der Körper sie aus der »pflanzlichen« Vorstufe alpha-Linolensäure selbst herstellt, die Umwandlungsraten sind jedoch meist gering, so dass die Eigensynthese in vielen Fällen ungenügend ausfällt. Da EPA und DHA vor allem in fettreichem Fisch, in Krill sowie in bestimmen Algen vorkommen, reicht Leinöl allein meist nicht aus.

Empfohlen werden üblicherweise ein bis zwei Mahlzeiten mit fettreichem Fisch pro Woche. Wer jedoch aufgrund von APOE4 ein erhöhtes Alzheimer- oder Herzinfarktrisiko hat, braucht mehr! Zwei Gramm DHA täglich sollten es wohl sein, mindestens. Neben fettreichem Fisch kann die Supplementierung mit einem hochwertigen Fisch-, Krill- oder Algenöl zur Versorgung beitragen. Aus ökologischer Sicht werden sich wohl die Algenöle durchsetzen. Es gibt allerdings Hinweise darauf, dass die Verwertung der DHA aus Fisch- und Krillöl bei APOE4-Trägern besser funktioniert.

Was ist mit einfach ungesättigten Fettsäuren wie jenen im Olivenöl?

Ulrike Gonder: Olivenöl ist ein wunderbares Fett, jedoch nicht nur aufgrund seines hohen Anteils an einfach ungesättigter Ölsäure, sondern vor allem wegen seiner hirn- und gefäßschützenden Sekundärstoffe, den Polyphenolen. Sie reduzieren Entzündungen, den Blutdruck und oxidativen Stress und tragen so zum Schutz vor Herzinfarkt, Schlaganfall und Demenz bei. Sie sind der Grund, warum wir gutes Olivenöl nutzen sollten. Denn die vom Gehirn benötigten einfach ungesättigten Fettsäuren stellt es zum größten Teil selbst her.

Worauf sollte man als APOE4-Träger besonders achten?

Ulrike Gonder: Professor Nehls aus Freiburg hat es einmal so auf den Punkt gebracht: APOE4 macht »empfindlicher gegenüber einem ungesunden Lebensstil«. Wer also diese Genvariante »intus« hat, ist besonders gut damit beraten, einen gesunden Lebensstil zu pflegen. Dazu gehört, sich so zu ernähren, dass Übergewicht, Diabetes und Bluthochdruck keine Chance haben und dass der Zucker- und Insulinstoffwechsel intakt bleiben. Im Klartext: wenig hochglykämische Kohlenhydrate, vor allem wenig Fruchtzucker, weil der die Verzuckerung von Proteinen (auch Insulin und APOE sind Proteine) verstärkt. Also eher Low-Carb essen, frisches Gemüse, Salate, Kräuter, Gewürze wie Kurkuma, auf eine sehr gute Fettqualität achten, also Fisch und Meeresfrüchte, und beizeiten mehr mittelkettige Fettsäuren in die Ernährung einbauen, also etwas Kokosöl oder MCT-Öl.

Hoch Verarbeitetes wie Fertigprodukte oder pflanzliche »Fleischalternativen« können viele schädliche trans-Fettsäuren sowie ungünstige Omega-6-Fettsäuren enthalten. Außerdem sind diese Produkte, auch »Fake-Fleisch«, meist reich an Kohlenhydraten und ärmer an Mikronährstoffen als echtes Essen.

Was die gesättigten Fette angeht, so müssen sich auch APOE4-Träger nicht grundsätzlich davor fürchten, zumal nicht alle gesättigten Fettsäuren das Potenzial haben, den Spiegel des LDL-Cholesterins zu steigern. Und: Je weniger Kohlenhydrate man isst, je mehr DHA-reichen Fisch und je weniger Alkohol man zu sich nimmt, umso unwahrscheinlicher ist es, dass der Cholesterinspiegel steigt.

Man sollte es jedoch auch nicht übertreiben und esslöffelweise Butter oder Kokosöl essen. Im Übrigen ist dies gerade bei APOE4-Trägern eine individuelle Geschichte: Manche reagieren stark auf das Cholesterin im Essen, manche auf gesättigte Fettsäuren, manche reagieren weniger darauf. Da jedoch eine fettarme Diät vor allem bei APOE4-Trägern die LDL-Cholesterinpartikel kleiner und damit problematischer macht, sollten auch sie nicht zu sehr mit Fett geizen. Ändern sich die Blutcholesterinwerte ungünstig, lässt sich meist mit einer Fettmodifikation hin zu mehr pflanzlichen, einfach ungesättigten Fettsäuren (Olivenöl, Mandelöl, Avocadoöl) gegensteuern.

Wissenschaftler wie Professor Dale Bredesen von der UCLA haben herausgefunden, dass eine sogenannte Keto-Flex-Diät sich positiv auf das Alzheimer-Risiko und auch bereits im Frühstadium der Erkrankung positiv auswirkt. Was ist dies genau und wie lässt sich diese Wirkung erklären?

Ulrike Gonder: Professor Bredesen forscht seit Jahrzehnten zu Alzheimer und kommt zu dem Schluss, dass es mehrere Varianten gibt. Er unterscheidet drei Typen mit bestimmten Charakteristika. Darüber hinaus spricht er sich explizit für einen individualisierten Prophylaxe- bzw. Therapieplan aus. Dazu werden viele Laborwerte erhoben, von Nährstoffen über Hormone bis hin zu Toxinen und genetischen Besonderheiten. Das macht die Sache zwar aufwändig (und teurer), es ermöglicht jedoch, jedem Patienten ein maßgeschneidertes Konzept anbieten zu können. Ein wichtiger Bestandteil seiner Pläne ist die Keto-Flex-Diät, die natürlich im Detail auch individuell anzupassen ist. Grundsätzlich meint Keto-Flex folgendes:

1. Erreichen einer Ketose mithilfe einer kohlenhydratreduzierten Ernährung, eingangs evtl. unterstützt durch MCT- oder Kokosöl, moderater körperlicher Bewegung und einer mindestens 12-stündigen Nahrungspause über Nacht. Für APOE4-Träger werden 14 Stunden Nachtfasten empfohlen. Bredesen empfiehlt Ketonpegel zwischen 1,5 und 4 mMol/l.
2. Das »Flex« steht für eine flexible Ernährungsweise, das heißt, dass man sich zwar pflanzenbasiert ernährt, dass es jedoch auch Fisch, Fleisch, Eier und in geringem Umfang Käse geben kann. Es soll ca. 1 g Eiweiß pro kg Körpergewicht verzehrt werden. Es soll möglichst auf glutenhaltige Lebensmittel verzichtet werden, ebenso auf Milch und Milchprodukte, zumindest so lange, bis die Darmgesundheit wiederhergestellt ist. Dazu empfiehlt Bredesen viel (Kohl-)Gemüse, Kräuter, Avocados, Olivenöl und andere gute Öle sowie Probiotika.

Eine solche Ernährung bewirkt, dass schützende Ketone gebildet werden, dass sich die Insulinsensitivität bessert, dass Entzündungen und oxidativer Stress zurückgehen und dass sich der Stoffwechsel insgesamt verbessert und reibungslos läuft. Davon profitiert dann auch die Hirngesundheit.

»Das größte Nahrungsdefizit, von dem westliche Länder heute betroffen sind, ist die mangelhafte Versorgung mit Omega-3-Fettsäuren.«

Prof. Dr. med. R. Béliveau

Neben den essentiellen und nicht essentiellen sowie gesättigten Fettsäuren gibt es eine Gruppe an Fetten, die in der Natur so gar nicht vorkommt. Sie findet sich in Pommes frites, Backwaren, Frittiertem, Keksen: Transfette – durch industrielle Verarbeitung veränderte Fette. Ihre chemische Struktur kann von unserem Organismus nicht gut verarbeitet werden.

In den USA sind künstliche Transfette seit einigen Jahren verboten. In Deutschland gibt es lediglich freiwillige Selbstbeschränkungen. Um Transfette zu vermeiden, sollten Sie die o. g. Speisen möglichst selten und in geringen Mengen zu sich nehmen.

Wer sich noch tiefer in das Thema Fette einlesen möchte, dem empfehlen wir den Ratgeber von Ulrike Gonder und Nicolai Worm »Mehr Fett – Warum wir mehr Fett brauchen, um gesund und schlank zu sein«, Systemed Verlag Lünen 2010.

Klar im Kopf durch Jod

Während den meisten gesundheitsbewussten Menschen die Bedeutung von Omega-3-Fettsäuren für eine gesunde Gehirnfunktion bekannt ist, wissen nur wenige, dass auch Jod unverzichtbar für Klarheit im Kopf ist. Aus den Forschungen des italienischen Arztes Dr. Sebastiano Venturi wissen wir um die besondere Bedeutung von Jod für die Gehirnzellen. Ohne die Anwesenheit von Jod während der Millionen Jahre unserer Evolution wäre die Entwicklung des Gehirns und des Nervensystems nicht möglich gewesen. Jod hatte vor allem die Aufgabe, die empfindlichen Fettsäuren des Gehirns vor dem zunehmenden Einfluss von Sauerstoff bzw. potentiell schädlichen Sauerstoffradikalen zu schützen. Dies ist eine von vielen Aufgaben, die Jod bis heute ausübt: Es schützt die Integrität der Nervenzellen und verhindert somit Schäden.

Jod schützt die Gehirnzellen vor Schäden und auch vor Schäden der Rezeptoren für die Neurotransmitter und kann daher die Neurotransmission unterstützen. D.h., wenn wir uns mit den wichtigen, jedoch hochempfindlichen Omega-3-Fettsäuren versorgen, darf Jod keinesfalls fehlen.

Jod, gesamt, Urin	22	µg/g Crea	> 100
Jod, gesamt	36,70	µg/l	
Kreatinin im Urin	1,640	g/l	0,280 - 2,170

Jodmangel lässt sich im Urin feststellen.
Mit freundlicher Genehmigung Labor Biovis Diagnostik MVZ GmbH

Wir messen in unserer Praxis genauso häufig Jodmangel wie noch vor einigen Jahren Vitamin-D-Mangel. Entgegen der häufigen Behauptung muss ein Jodmangel nicht zwingend mit einer Schilddrüsenunterfunktion oder einer Erhöhung des TSH-Wertes einhergehen.

Deutschland ist immer noch Jodmangelland: Dies liegt vor allem an unserer jodarmen Ernährung. Alleine die Schilddrüse benötigt, um nicht an einer Unterfunktion, einem Jodmangelkropf oder an einem kalten Knoten zu erkranken, mindestens 200 mcg pro Tag. Diese Menge erreichen nur die wenigsten. Schauen Sie sich einmal die typischen Jodlieferanten an:

- 100 g Brot: 2 mcg Jod
- 200 ml Karottensaft: 14 mcg Jod
- 100 g Walnüsse: 3 mcg Jod
- 100 g Rinderleber: 14 mcg Jod
- 100 g Schellfisch: 200 mcg Jod
- 5 g jodiertes Speisesalz: 125 mcg Jod

Auch wenn Sie Ihren gesamten Kochsalzbedarf (ca. 5 g pro Tag) nur über jodiertes Speisesalz deckten, hätten Sie immer noch eine Versorgungslücke von 75 mcg pro Tag.

Wohlgemerkt: Die Nährstoffempfehlung von 200 mcg pro Tag deckt nur den Bedarf der Schilddrüse – nicht den des restlichen Organismus!

Übrigens: Die Japaner haben durch ihre fisch- und algenreiche Ernährung eine tägliche durchschnittliche Jodaufnahme von 3 bis 13 mg! Interessanterweise ist dies das Volk mit der weltweit höchsten Lebenserwartung und geringsten Krebsrate.

Die meisten Menschen, die anfangen sich jodreich zu ernähren, merken schon nach kurzer Zeit eine deutliche Besserung ihrer Stimmung, eine verbesserte Konzentration und eine gesteigerte Gedächtnisleistung. Dies hat nichts mit den Schilddrüsenhormonen zu tun, sondern resultiert aus einer besseren Funktion aller Hirnzellen.

Wieviel Jod ist denn nun gesund? Diese Frage ist pauschal nicht zu beantworten. Der Jodbedarf des menschlichen Organismus wird von vielen Faktoren bestimmt. Eine sichere Dosis für Schilddrüsengesunde liegt bei 300 – 500 mcg pro Tag.

Lesetipp: Wie Sie sich Omega-3- und jodreich ernähren, erfahren Sie hier: »Jod – Das Standardwerk«, Systemed Verlag 2019

Eine einfache und genussvolle Möglichkeit, Jod und Omega-3-Fettsäuren zu sich zu nehmen, sind Meeresalgen. Wir setzen sie ganz gezielt in unserer Küche und therapeutisch bei unseren Patienten ein. Sie gelten zu Recht als Superfood und ihre Wirkstoffe werden derzeit intensiv erforscht. Ist es nicht interessant, dass die Natur uns mit Meeresalgen ein Lebensmittel liefert, dass sowohl die hochempfindlichen Omega-3-Fettsäuren und gleichzeitig den Schutzstoff Jod (und daneben viele andere Substanzen wie Vitamin B-Komplexe und Aminosäuren) enthält?

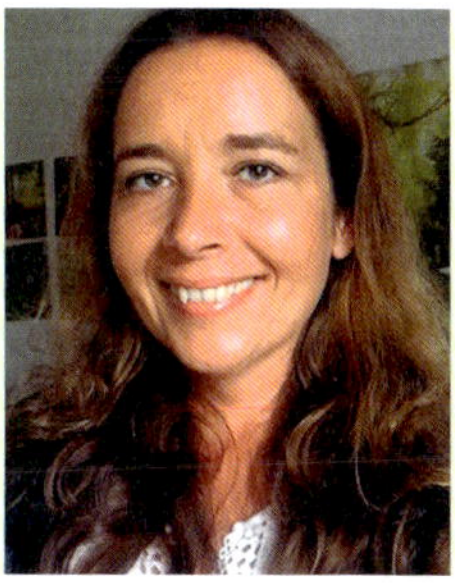

Interview mit der Biologin Dr. Heidi Wichmann:

Superfood Meeresalgen

Dr. Heidi Wichmann studierte Biologie mit den Schwerpunkten Neurobiologie und marine Naturstoffe an der Universität Oldenburg und der University of New South Wales, Sydney, Australien. Durch ihre Forschung sind Meeresalgen und besonders deren Potenzial bei neurodegenerativen Erkrankungen in ihr Augenmerk gerückt. Die Autorin veröffentlichte 2017 das Buch »Was Algen, ein gesundes Gehirn und Wale miteinander zu tun haben« und widmet sich nun der Entwicklung von algenbasierten Nahrungsergänzungsmitteln, welche traditionelles Wissen mit aktueller Forschung vereinen.

Frau Dr. Wichmann, warum sollten wir alle mehr Meeresalgen essen?

Dr. Heidi Wichmann: Algen beinhalten je nach Art alle Aminosäuren, Mineralstoffe, Spurenelemente, Vitamine etc. und fallen schon alleine durch ihre ungewöhnlich hohe Nährstoffdichte auf. In einem Kilo Meeresalgen stecken die wertvollsten Elemente aus ungefähr 10.000 Litern Meerwasser. Darunter zu finden sind die Mineralstoffe Kalium, Magnesium, Calcium, aber auch Spurenelemente wie Eisen, Zink und Jod. Ob essentielle Aminosäuren wie Arginin, Omega-3-Fettsäuren oder zahlreiche Vitamine, all das und noch viel mehr. Zudem beinhalten sie Stoffe wie Alginat, welches Giftstoffe binden und den Körper bei der Ausleitung unterstützen kann.

Sie zählen zu den ältesten Lebewesen auf dieser Erde und als Ahnen der Landpflanzen konnten sie sich seit Urzeiten gegenüber Bakterien, Viren und Pilzen erfolgreich durchsetzen. Auch die Kelten und Wikinger wussten sie bereits sehr zu schätzen, nicht zuletzt wegen ihres hohen Vitamin C-Gehalts. Hippokrates sagte schon vor 2500 Jahren: »Alles Leben stammt aus dem Meer«. Unser Körper kennt und benötigt jedes dieser Mineralien oder Spurenelemente, die das Meer in sich trägt. Die Mineralstoffzusammensetzung des menschlichen Blutplasmas ist interessanterweise mit der des Meerwassers nahezu identisch.

Was haben Algen mit dem Gehirn zu tun?

Dr. Heidi Wichmann: Als wichtige Bausteinlieferanten, unter anderem für die Neurotransmitterproduktion, liefern insbesondere Makroalgen je nach Art alle (essentiellen) Aminosäuren, Fette, Mineralstoffe, Spurenelemente, Vitamine u.v.m. Diese sind als Zusatzfaktoren für die Bioverfügbarkeit sowie Neurotransmittersynthese unverzichtbar.

Vielen Menschen sind die essentiellen Fettsäuren DHA und EPA ein Begriff. Mittlerweile wissen auch immer mehr, dass diese ursprünglich aus Algen kommen. Wenigen ist aber bekannt, dass Algen zusätzlich zahlreiche Sekundärmetabolite (Naturstoffe) produzieren, die in wissenschaftlichen Studien ein enormes Potenzial zur Prävention/Behandlung von neurodegenerativen Krankheiten wie Alzheimer, Parkinson zeigen und auch vor Giftstoffen schützen. Es sind zahlreiche Stoffe aus Algen bekannt, die in vorklinischen Studien ein enormes Potenzial hier zeigen, egal bei welcher Problematik.

In China gibt es bereits ein neues, auf Braunalgen basierendes Medikament (Oligomannat), welches bei leichtem bis moderatem Alzheimer eingesetzt wird. Die klinischen Studien für die USA etc. sind derzeit am Laufen und frühestens 2025 durch. Hier wird sich aber auch nur auf einen Stoff konzentriert, Algen besitzen jedoch noch so viel mehr.

Es gibt Ernährungsmediziner, die explizit vor dem Verzehr von Meeresprodukten abraten, weil die Belastung mit Mikroplastik und toxischen Metallen auch in Algen und Meeresfrüchten nachzuweisen sind. Sind Algen dennoch sicher?

Dr. Heidi Wichmann: Zunächst einmal müssen wir uns von dem Gedanken verabschieden, dass es überhaupt noch absolut unbelastete Lebensmittel gibt. Dennoch wird dies zumeist verdrängt, und die Negativpropaganda gegenüber Makroalgen aus dem Meer nimmt ihren Lauf. Dabei gibt es Qualitäten, die bedenkenlos gegessen werden können, auch Demeter-zertifiziert.

Meeresalgen sind die jodreichsten Nahrungsmittel, die wir haben. Welche Algen eignen sich für Menschen, die jodsensibel sind?

Dr. Heidi Wichmann: Braunalgen sind am jodhaltigsten, also davon erstmal die Finger lassen. Grünalgen wie z. B. der Meersalat gehören zu den jodärmsten Makroalgen, haben dafür alle essentiellen Aminosäuren und u. a. schwefelhaltige Substanzen wie Dimethylsulfoniopropionat (DMSP). Cyanobakterien und Mikroalgen wie die Afa-Algen, Chlorella und Spirulina haben, wenn überhaupt, auch nur wenig Jod. Jod-entscheidend ist immer die Qualität. Spirulina und Chlorella stammen meistens aus der Aquakultur, hier wird häufig nur auf Biomasse und nicht auf Qualität geachtet. Die Algen können nur so reichhaltig sein wie das Wasser, die Umgebung, in der sie leben. Dies beinhaltet auch unterschiedlichste Symbiosen mit Bakterien und Fressfeinden wie Schnecken, außerdem Wind, Sonne u.v.m. All dies hat Einfluss auf die Inhaltsstoffe und das chemische Profil. Für mich lautet daher die Devise: Je wilder, desto besser.

Eine extra Prise Konzentration – wie Gewürze helfen können

Die Evolutionsbiologin Dr. Sabine Paul beschäftigt sich intensiv mit den Wirkungen von Gewürzen auf die Hirnleistung. Wir haben ihren Kurs über die praktische Anwendung von Gewürzen besucht und wenden diese seitdem mit Begeisterung für uns selber an. Gerade Menschen mit SNPs im Bereich der Big-5-Gene können vom geschickten Einsatz von Gewürzen wirklich profitieren.

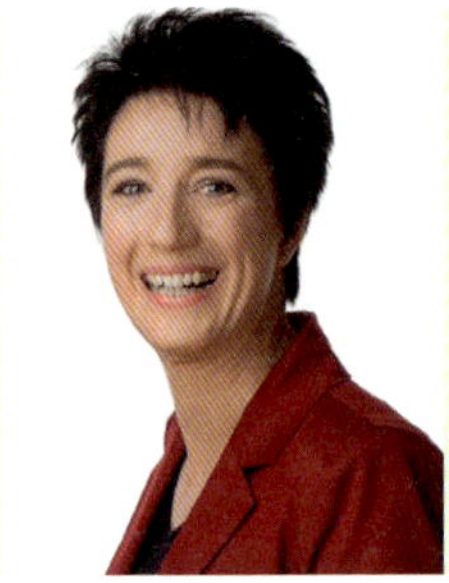

Ein Gespräch mit der Evolutionsbiologin Dr. Sabine Paul:
Nervenpower mit Gewürzen

Jahrhundertelang waren Gewürze und Kräuter Bestandteil der Heilkunde. Dank Ihnen, Frau Dr. Paul, erfahren Gewürze in der modernen Naturheilkunde derzeit ein Comeback. Sie nutzen Gewürze gezielt auch zur Unterstützung des Gehirns und sind als Gesundheitsberaterin tätig. Bitte berichten Sie unseren Lesern von Ihrer Arbeit.

Dr. Sabine Paul: Bei mir trifft Wissenschaft auf Genuss. Seit fast 20 Jahren beschäftige ich mich als Biologin intensiv mit der Wirkung der Ernährung auf die geistige Leistungskraft und Stress-Resistenz. Gewürze und Kräuter sind aus meiner Sicht die Nahrungsmittel, die am meisten unterschätzt werden.

Glücklicherweise wird traditionelles Erfahrungswissen aus Indien oder China zu Gewürzwirkungen nun mit modernen wissenschaftlichen Methoden und in klinischen Studien untersucht. Ich transferiere dieses

Wissen in den Alltag der Menschen – über Vorträge, Workshops und Online-Kurse oder auch in Fortbildungen für medizinische Fachkreise. Gelegentlich helfe ich auch Unternehmen dabei, gehirnförderliche Zutatenkombinationen zu finden.

In meiner »lebendigen Küche« blubbern Fermente, werden duftende Gewürz-Rezepturen oder besondere Zutaten getestet. Ich bin ein Fan köstlicher Speisen und Getränke, die einfach zubereitet werden können und uns spürbare Effekte für Kopf und Körper bringen.

Welche Gewürze passen vor allem zum SLOW-COMT- oder MAO-Typ, der oft unter Stress-Symptomen leidet, da seine Katecholamine langsamer abgebaut werden? Gibt es Hilfe aus der Gewürzapotheke?

Dr. Sabine Paul: Viele Gewürze sind in der Lage, Stress-Symptome zu lindern. Allerdings reduzieren die meisten auch den Abbau von Katecholaminen – eine Eigenschaft, die bei SLOW-COMT- oder MAO-A-Typen kontraproduktiv ist. Nützliche Gewürze für diese Menschen sind einige mediterrane Kräuter.

Rosmarin hat schützende Effekte auf Nervenzellen, die unter »Dauerbeschuss« von Katecholaminen stehen. Dazu kommt, dass Rosmarin sowohl entstresst als auch für einen klaren Kopf sorgt. Basilikum wirkt ähnlich bezüglich Stressschutz für Neuronen, lässt jedoch gut schlafen und reduziert Angstgefühle. Thymian wirkt ebenfalls schützend auf die Nervenzellen und lässt das Glückshormon Serotonin und das Schlafhormon ansteigen. Verschiedene Inhaltsstoffe aus Thymian wirken zudem wie der körpereigene Beruhiger GABA und lassen uns zur Ruhe kommen.

Mein Küchentipp: getrockneten Rosmarin, Basilikum und Thymian zu gleichen Teilen mischen und als »Kräuter der Provence« nutzen – zu Fleisch, Fisch, Meeresfrüchten ebenso wie zu Eier-, Pilz- oder Gemüsegerichten.

Der FAST-COMT- oder MAO-A-Typ hat das gegenteilige Problem. Er neigt zu einem schnellen Verbrauch seiner Katecholamine und gerät schnell in einen Mangel, der zu Konzentrationsstörungen und Depressionen führen kann. Was könnte dieser Typ für sich tun?

Dr. Sabine Paul: In diesem Fall gibt es einige sehr wirksame Gewürze, die den Abbau der Katecholamine verlangsamen. Dazu zählt etwa Bockshornklee. Die kleinen gelben Samen geben indischen Currypulvern den typischen Geschmack und können auch, ähnlich wie Kresse, als Sprossen gezogen und genossen werden. Bockshornklee hemmt sowohl MAO-A als auch MAO-B und ist zudem stimmungsaufhellend.

Safran hat sich als sehr wirkungsvoll als Antidepressivum erwiesen. Schon wenige Safranfäden pro Tag genügen. Zusätzlich werden die Katecholamine nicht so schnell abgebaut. Safran kann man in typisch mediterranen Gerichten verwenden, wie Paella, Risotto, Fischsuppe. Aber auch zu Gemüsegerichten und Eierspeisen passt Safran sehr gut – und natürlich in Gebäck und in einem Schlummertrunk mit Pflanzenmilch.

Tiermodelle weisen darauf hin, dass auch Knoblauch wirksam ist. Es wurde gezeigt, dass er sowohl antidepressiv wirkt als auch die Katecholamine über MAO-A und MAO-B positiv moduliert. Klinische Daten mit Patienten stehen noch aus – aber es schadet sicher nicht, regelmäßig zu Knoblauch zu greifen, bis die endgültigen Ergebnisse vorliegen.

Was empfehlen Sie Menschen mit Gedächtnisstörungen und einer genetischen Vorbelastung mit dem APOE4-Gen?

Dr. Sabine Paul: Die Gelbwurz (Kurkuma) ist das Gewürz der Wahl, wenn es um das Gedächtnis in Kombination mit Alzheimer-Prophylaxe geht. Studien zeigen, dass der gelbe Inhaltsstoff Curcumin bei einer APOE-4-Konstellation Entzündungsreaktionen an Nervenzellen reduziert. Entzündungen können zum Verlust der Nervenzellen im Gedächtniszentrum führen. Die gedächtnisförderliche Wirkung von Kurkuma ist schon lange bekannt. Ein weiterer Inhaltsstoff der Gelbwurz gibt in aktuellen Studien sogar Alzheimer-Betroffenen Hoffnung: Ar-Turmeron könnte in der Lage sein, die Neubildung von Gedächtniszellen anzuregen.

Auch Zimt ist ein ausgezeichnetes Gewürz, wenn es um Gedächtnisstörungen und Alzheimer geht. Die Inhaltsstoffe des Zimts wirken entzündungshemmend und halten den Blutzuckeranstieg nach dem Essen flach, was Entzündungen im Gedächtniszentrum des Gehirns, dem Hippocampus, reduziert. Zimt wirkt sich auch positiv auf die Beta-Amyloide aus und wirkt unter anderem über eine Hemmung des Acetylcholinabbaus für bessere Gedächtnisleistung. Wer regelmäßig Zimt verwendet, sollte unbedingt darauf achten, Ceylon-Zimt zu verwenden, um das in Cassia-Zimt enthaltende Cumarin zu vermeiden, welches unter anderem zu Leberschäden führen kann.

Salbei wurde schon im antiken Griechenland zur Verbesserung der Gedächtnisleistung und für gehirngesundes Altern verwendet. Inzwischen sind die antioxidativen, antientzündlichen sowie gedächtnisförderlichen Eigenschaften wissenschaftlich beschrieben. Salbei wirkt schützend auf die Nervenzellen, wenn Beta-Amyloide auftreten, und hat stimmungsaufhellende Effekte.

Gewürze werden in der Küche ja eher sparsam eingesetzt. Wie ist es bei der Unterstützung unseres Gehirns – gilt hier: viel hilft viel?

Dr. Sabine Paul: Bei Gewürzen ist, bildlich gesprochen, die Prise und nicht die Schöpfkelle das passende Maß. Die Inhaltsstoffe wirken schon in geringen Mengen. Große Gewürzmengen können sogar zu Nebenwirkungen führen. Wer die Kraft der Gewürze für die Gehirnleistung und als Stress-Schutzschild nutzen möchte, sollte daher am besten regelmäßig die passenden Gewürze in üblichen Mengen verwenden und ein klein wenig Geduld bewahren, bis das Nervensystem in Balance ist oder die stimmungsaufhellende Wirkung eintritt.

Worauf sollte ich achten, wenn ich Gewürze kaufe?

Dr. Sabine Paul: Entscheidend ist, dass die Gewürze hochwertig sind, das heißt noch möglichst viele ihrer besonderen Inhaltsstoffe enthalten sind. Solche Gewürze gibt es bei engagierten Gewürzhändlern, die frische, inhaltsstoffreiche Gewürze in Bio-Qualität anbieten.

Außerdem empfiehlt es sich bei Gewürzmischungen oder -pulvern, vorsichtig zu sein. Gerade bei so wertvollen Gewürzen wie Safran ist die Gefahr groß, dass sie unauffällig gegen günstigere Inhaltsstoffe ausgetauscht werden. Wenn man die besondere Wirkung von Safran erwartet und ja auch dafür bezahlt, dann sind Fälschungen mit Ringelblumenblüten oder der Ersatz durch Farbstoffe, die Konzentrationsstörungen hervorrufen, kontraproduktiv. Neben dem »Therapeuten des Vertrauens« sollte man sich daher auch einen »Gewürzhändler des Vertrauens« suchen.

Frau Dr. Paul bietet Schulungen und Seminare zum Thema Gehirn- und Nerven-Power an.
Hier finden Sie weitere Informationen: www.nerven-power.de

Lesetipp: Sabine Paul, »Gehirndoping mit Gewürzen«, Expert Fachmedien 2020

AUSBLICK: SIND DIE GENE DER SCHLÜSSEL ZU VOLLKOMMENER GESUNDHEIT?

Genau 50 Jahre nach Entdeckung der Doppelhelix wurde das menschliche Genom vollständig entschlüsselt. Wohin geht die Reise, wo werden wir im Jahr 2053 stehen?

Lassen wir noch einmal Professor Hans Lehrach zu Wort kommen: »Verstanden, so wie man etwa ein Computerprogramm begreift, haben wir unser Genom noch lange nicht. Wie aus Erbinformation ein Organismus hervorgeht, ist von der Evolution bestimmt und nicht von irgendwelchen logischen Regeln, nach denen wir Programme schreiben würden. Daher war klar, dass wir das menschliche Genom nicht gleich komplett verstehen würden. Es kann noch Jahrhunderte dauern, bis wir so weit sind.«

Die Entschlüsselung des menschlichen Genoms im Jahr 2003 war ein historischer Durchbruch, der durchaus vergleichbar z. B. mit der Entdeckung der Bakterien durch Antoni van Leeuwenhoek im Jahr 1674 ist. Aberglauben und Irrmeinungen in Zusammenhang mit Infektionskrankheiten konnten dadurch ein für alle Mal abgelegt werden. Der Zeitraum von der Entdeckung der Bakterien bis zur Entwicklung der ersten Antibiotika im Jahr 1948 betrug mehr als 250 Jahre. Hygiene und Antibiose sind für uns seitdem selbstverständliche Bestandteile von Prävention und Therapie.

Auch das Wissen über das menschliche Genom und das Epigenom hat das Verständnis von Krankheit und Gesundheit wieder einmal grundlegend verändert. Mit der weiteren Erforschung geht die Hoffnung einher, dass sich in Zukunft ebenfalls viele medizinische Rätsel lösen lassen und neue Präventions- und Therapiemöglichkeiten entstehen werden

Sind die Gene nun endlich der Schlüssel zur Gesundheit, auf den wir alle warten? Wir sagen: Die Gene sind **ein** entscheidender Schlüssel – aber wir müssen diesen richtig zu nutzen wissen.

»Überall in der Medizin spricht man davon, wie wichtig Prävention ist. Heute behandelt man eine Depression aber erst dann, wenn sich Symptome zeigen. Oder man fördert ein Kind mit Lese-Rechtschreib-Schwäche erst, wenn es schon Probleme in der Schule hat. Mithilfe moderner Gen-Technik werden Sie das in Zukunft viel gezielter, individueller und vor allem rechtzeitig tun können«, so der bekannte Psychologe und Gen-Forscher Robert Plomin.

Wir teilen die Meinung von Professor Plomin, dass in der Berücksichtigung der individuellen genetischen und auch epigenetischen Prägung in der Präventions- und Therapieplanung sehr viele Chancen zur Verhinderung und Behandlung schwerer chronischer Erkrankungen liegen.

Das Wissen, das heute bereits vorhandenen ist, gerade in Bezug auf die »Big 5-Gene«, wartet darauf, zum Wohle vieler Menschen genutzt zu werden. Wir hoffen, dass wir mit diesem Ratgeber einen Teil dazu beitragen konnten.

Kyra und Sascha Kauffmann

DANKSAGUNG

Dieses Buch ist nur möglich geworden durch die Geduld, das Engagement und die Unterstützung vieler Menschen, denen wir danken möchten. Zunächst gilt unser Dank den Experten, die uns bereitwillig bei unseren Recherchen geholfen haben. Ohne diesen Austausch wäre dieses Buch nicht zustande gekommen. Ein herzlicher Dank geht auch an unsere Patienten, die uns in vielfältiger Weise immer wieder inspirieren und motivieren. Auch danken wir Andrea Hoffmann für unzählige Stunden des Korrekturlesens sowie Sabine Schmieder, Gina Janosch sowie dem Team der Schmieder Media GmbH für die immerwährende Geduld und Professionalität. Nicht zuletzt gilt unser Dank dem VAK-Verlag für die vertrauensvolle Zusammenarbeit. DANKE!

Wichtige Laborwerte und Referenzbereiche:

Mikronährstoff	Funktion	Laborwert	Referenzbereich*
Vitamin D	Serotonin, Dopamin, Noradrenalin	25-OH Vitamin D im Serum	normal: 30–100 ng/ml Blut, optimal: 40–60 ng/ml (oder 70–230 nmol/l bzw. 95–140 nmol/l)
Vitamin B6	Serotonin, Dopamin, Noradrenalin	Cystathionin im Urin	< 580 mcg/0,1 g Kreatininurin
Vitamin B12	SAMe	Methylmalonsäure im Urin	< 2,3 mg/g Kreatinin-Urin
		oder	
		Holo-Transcobalamin im Blut	Normwert > 54 pmol/l
Zink	Serotonin	Zink im Vollblut	normal: 4–8 mgl/l optimal: 6,5–12 mg/l
Vitamin C	Serotonin, Dopamin, Noradrenalin	Vitamin C im Plasma (sehr lichtempfindlich, Röhrchen dunkel aufbewahren, per Express ins Labor)	13,0–24,0 mg/l
Vitamin B3	Dopamin, Noradrenalin, Serotonin	Malat im Urin	< 2,6 mg/g Kreatininurin

* Die Messverfahren und damit auch die Referenzbereiche können von Labor zu Labor variieren.

Mikronährstoff	Funktion	Laborwert	Referenzbereich*
Folsäure aktiviert	Serotonin, Dopamin, Noradrenalin, BDNF	Methylfolat im Serum	> 13,3 nmol/l
Eisen	Serotonin	Ferritin im Serum (Speichereisen)	Frauen: 25–110 mcg/l Männer: 34–310 mcg/l
SAMe	Melatonin, Serotonin	SAMe im EDTA-Blut (Express-versand)	0,8–1,6 mg/l
Methionin	Aufbau SAMe	Methionin im Serum	25–40 mol/l
Magnesium	Aktivierung von Vitamin D, Serotonin, Melatonin	Magnesium im Vollblut	1,38–1,50 mmol/l
Phenylalanin	Aufbau Dopamin, Noradrenalin (Vorstufe von Tyrosin)	Phenylalanin im Serum	51–109 mol/l
Tyrosin	Dopamin, Noradrenalin	Tyrosin im Serum	6,5–18 mg/l
Kupfer	Noradrenalin	Kupfer im Vollblut	100–130 mcg/dl
Tryptophan	Serotonin im Darm, Hirn und Muskelaufbau	Tryptophan im Serum	12–18 mg/l

* Die Messverfahren und damit auch die Referenzbereiche können von Labor zu Labor variieren.

Mikronährstoff	Funktion	Laborwert	Referenzbereich*
EPA (Omega-3-Fettsäure)	Dopamin, Noradrenalin, Serotonin, Melatonin	EPA im Serum	16–56 mg/l
DHA (Omega-3-Fettsäure)	Dopamin, Noradrenalin, Serotonin, Melatonin	DHA im Serum	69–156 mg/l
Jod	Schilddrüsenhormone, Schutz der Nervenzellen, regelrechte Zellteilung der Brustdrüse, Immunsystem	Jod im 2. Morgenurin besser: Jod im 24-Stunden-Urin (Jodsättigungstest)	> 100 g/g Kreatininurin > 90% Jodausscheidung

* Die Messverfahren und damit auch die Referenzbereiche können von Labor zu Labor variieren.

Literaturempfehlungen und Quellen

Aggarwal, Bharat et al.: The Molecular Targets and Therapeutic Uses of Curcumin in Health and Disease, Springer Science and Business Media, New York 2007

Amthor, Frank: Das menschliche Gehirn für Dummies, Wiley-VCH Verlag GmbH und Co KGaA 2013

Baessler, Karl Heinz et al.: Vitamin-Lexikon für Ärzte und Ernährungswissenschaftler, Urban und Fischer München 2002, 3. Auflage

Bauer, Joachim: Das Gedächtnis des Körpers, Piper Verlag 2013

Bauer, Joachim: Das kooperative Gen, Heyne Verlag 2010

Bauer, Joachim: Die Alzheimer Krankheit, Schattauer Verlag 1994

Baumel, Syd: Serotonin – How to Naturally Harness the Power behind Prozac and Phen/Fen, Keats Publishing New Canaan 1997

Bredesen, Dale: Die Alzheimer-Revolution, Das erste Programm, um Demenz vorzubeugen und zu heilen, MVG Verlag 2018

Bredesen, Dale: Die Alzheimer-Revolution – Das Praxisbuch, MVG Verlag 2021

Bredesen, Dale: The first Survivors of Alzheimer, MVG Verlag 2021

Breitkopf, Oliver: Variationen im BDNF-Gen im Zusammenhang mit kognitiven Phänotypen, München 2009

Breuning, Loretta Graziano: Die Chemie des Glücks, MVG Verlag München 2019

Brunner, Mirjam: Die Wirkungsweise von Serotonin, Dopamin und Noradrenalin im Gehirn bei Depressionen, Books on Demand 2017

Bullmore, Edward: Die entzündete Seele, Goldmann Verlag München 2019

Campbell-McBride, Natasha: Gut and Physiology Syndrome, Medinform Publishing Cambridge 2010

Doidge, Norman: Neustart im Kopf – Wie sich unser Gehirn selbst repariert, Campus Verlag 3. Auflage 2017

Duarte, Carlos B. und Tongiori, Enrico: Brain-Derived Neurotrophic Factor (BDNF): Humana Press New York 2019

Ehlers, Rolf: Wohlfühlhormon Serotonin-Botenstoff des Glücks, Vianova Verlag Petersberg 2012

Eichinger, Uschi, Kauffmann, Kyra: Die Anti-Stress-Ernährung – Die LOGI-Methode zur Stressbewältigung, Systemed Verlag Lünen, 2. Auflage 2016

Eichinger, Uschi, Kauffmann, Kyra: Der Burnout Irrtum, Systemed Verlag Lünen, 6. Auflage 2017

Fasano, Alessio: Die ganze Wahrheit über Gluten, Südwest Verlag München 2015

Fauteck, Jan-Dirk: Melatonin – Das Geheimnis eines wunderbaren Hormons, Verlag Christian Brandtstätter Wien 2017

Finberg, J.P.M., Youdim, M.B.H. et al.: MAO – The Mother of all Amine Oxidases, Springer Medicine 1998

Froböse, Ingo: Das Fitness-Minimalprogramm, Gräfe und Unzer Verlag GmbH, München 2015

Froböse, Ingo: Power durch Pause, Gräfe und Unzer Verlag GmbH, München 2016

Froböse, Ingo: Das Turbo-Stoffwechsel-Prinzip, Gräfe und Unzer Verlag GmbH, München 8. Auflage 2019

Gershon, Michael D.: The Second Brain, New York 2003

Gonder, Ulrike: Kokosöl – nicht nur fürs Hirn, Systemed Verlag Lünen 2016

Gonder, Ulrike: Positives über Fette und Öle, Systemed Verlag Lünen 2013

Gonder, Ulrike: Essen nicht vergessen, Systemed Verlag Lünen 2. Auflage 2017

Gonder, Ulrike et. al: Der Keto-Kompass, Systemed Verlag Lünen 2018

Gonder, Ulrike, und Worm, Nicolai: Mehr Fett – Warum wir mehr fett brauchen, um gesund und schlank zu sein, Systemed Verlag Lünen 2010

Gottfried, Sara: 10 Jahre jünger!, VAK Verlag Kirchzarten 2017

Gröber, Uwe: Orthomolekulare Medizin, Wissenschaftliche Verlagsgesellschaft mbH Stuttgart, 3. Auflage 2008

Gröber, Uwe: Arzneimittel und Mikronährstoffe, Wissenschaftliche Verlagsgesellschaft mbh Stuttgart 2018

Hedya, Robert J.: The Antidepressant Survival Guide, Harmony Books New York 2000

Heseker, Helmut u. Heseker, Beate: Die Nährwerttabelle, Neuer Umschau Buchverlag, Neustadt an der Weinstraße, 3. Auflage 2015

Holford, Patrick: Optimale Ernährung für die Psyche, Veda Nutria Verlag Vordorch 2004

Kandel, Eric: Auf der Suche nach dem Gedächtnis, Goldmann Verlag München 2009

Kane, Patricia, Foster, John, Speight, Neil: The Detoxx Book – Physicians's Guide, 2006

Kauffmann, Kyra und Kauffmann, Sascha: Jod – Das Standardwerk zum vergessenen Heilmittel, Systemed Verlag/Riva Verlag, 1. Auflage 2019

Kauffmann, Kyra und Kauffmann, Sascha: Natürlich High, MVG Verlag München, 1. Auflage 2020

Kauffmann, Kyra und Kauffmann, Sascha: Der Histamin-Irrtum, VAK Verlag Kirchzarten 2021

Kharrazian, Datis: Was ist bloß mit meinem Gehirn los? VAK Verlag Kirchzarten 2018

Kuklinski, Bodo, van Lunteren, Jeroen: Neue Chance – Gesünder mit Mikronährstoffen, Aurum Verlag Bielefeld 2012

Lee, James: Your Brain Electric, Helix Publishing 2017

Lieberman, Daniel Z. und Michael E. Long: Ein Hormon regiert die Welt – Wie Dopamin unser Verhalten steuert und das Schicksal der Menschheit bestimmt, Riva Verlag München 2019

Lustig, Robert: Brainwashed, Riva Verlag München 2018

Lutz, Wolfgang: Leben ohne Brot, 15. Auflage Informed Verlag Gräfelfing 2004

Lynch, Ben: Dirty Genes, 2018

Malachy, Felicia: Choline – The Nutrient of Concern, 2021

Mayr, Franz X.: Darmgesundheit, Graz 1968

Mosconi, Lisa: Das weibliche Gehirn, Rowohlt Verlag Hamburg 2. Auflage 2021

Nehls, Michael: Die Alzheimer-Lüge, Heyne Verlag 2017

Nehls, Michael: Kopfküche – Das Anti-Alzheimer-Kochbuch, Systemed Verlag Lünen 2017

Pall, M.: Explaining Unexplained Illnesses, Harrington Park Press New York 2009

Paul, Sabine: Gehirndoping mit Gewürzen – Das Upgrade für Konzentration, Gedächtnis, Stimmung und Stress-Resistenz, Expert Fachmedien Düsseldorf 2018

Perlmutter, David: Nie wieder dumm wie Brot – schlank und schlau ohne Getreide, Mosaik Verlag 2017

Pert, Candace B.: Moleküle der Gefühle – Körper, Geist und Emotionen, rororo Verlag Reinbek 4. Auflage 2011

Pfeiffer, Carl: Total Nutrition, New York 1980

Pfeiffer, Carl: Nutrition and Mental Illness, Rochester 1987

Pfeiffer, Carl: Nährstofftherapie bei psychischen Störungen, Heidelberg 1989

Plomin, Robert: Blueprint – How DNA Makes Us Who We Are, Penguin House 2018

Purser, Dan: The 85% Solution – MTHFR is overpowering our Medical System

Reismer, Anne-Kathrin: Die Wahrheit über CBD – Wie Sie CBD richtig anwenden und verstehen lernen, Eigenverlag 2018

Ross, Julia: Was die Seele essen will – Die Mood Cure, Klett Verlag Stuttgart 2. Auflage 2010

Schwabe, Ulrich, Paffrath Dieter et. al (Hrs.): Arzneimittelverordnungsreport 2019, Springer Verlag Berlin 2019

Selye, Hans: Stress beherrscht unser Leben, Heyne Verlag Düsseldorf 1957

Shanahan, Catherine: Deep Nutrition – Why Your Genes Need Traditional Food, Flatiron Books 2008

Spitz, Jörg: Vitamin D-Update, Dustri Verlag München 2012

Stitzinger, Johannes: Der Einfluss genetischer Variationen im COMT Gen auf kognitive Phänotypen, 2006 (Dissertation)

Stoll, Andrew L.: The Omega-3-Connection, Simon and Schuster New York 2001

Strunz, Ulrich: Das Schlaf-Gut-Buch, Heyne Verlag München 2018

Strunz, Ulrich: Blut – Die Geheimnisse unseres flüssigen Organs, Heyne Verlag München 2016

Strunz, Ulrich: Der Gen-Code, Systemed Verlag Lünen 2013

Suzuki, Wendy: Healthy Brain – Happy Life, Harper Collins New York 2015

Talbott, Shawn: The Cortisol Connection, Publishing Group West Berkeley

Tan Barrie: The Truth about Vitamin E, 2019

Terranella, Robin: MTHFR – Gene Therapy Demystified,

Vos Savant, Marily: Brain Building: Das Supertraining für Gedächtnis, Logik und Kreativität, rororo Hamburg 1997

Walsh, William J.: Psychische Erkrankungen anders behandeln, VAK Verlag Kirchzarten 2016

Wichmann, Heidi: Was Algen, ein gesundes Gehirn und Wale miteinander zu tun haben, Symbiolife Verlag 2017

Williams, Roger, J.: Biochemical Individuality, Texas 1998

Woollard, Alison und Gilbert, Sophie: Superschlaue Gene, Random House London 2020

Wunsch, Alexander: Die Kraft des Lichts, Riva Verlag München 2019

Yasko, Amy: Feed Good Nutrigenomics – Your Roadmap to Health, NRI 2014

Studien/Wissenschaftliche Publikationen/Fachartikel

Baltimore, David: Our genome unveiled, in: Nature, February 15th, 2001

Bauer, M. und Heinz A. et al.: Thyroid Hormones, Serotonin and Mood: Of Synergy in Mol. Psychiatry, 2002; 7(2): 140-56

Bieger, Wilfried P.: »Schlaf warum?«, OM und Ernährung 2009, Nr. 129

Bieger, Wilfried P.: Neurostress – eine Einführung, Teil 1, OM und Ernährung 2013, Nr. 143

Bieger, Wilfried P.: Neurostress – eine Einführung, Teil 2, OM und Ernährung 2013, Nr. 145

Bravo, Javier A. et al.: Ingestion of Lactobacillus Strain Regulates Emotional Behavior and Central GABA Receptor Expression in a Mouse via the Vagus Nerve, PNAS, 20.09.2011

Cangiano, C. et al: Eating Behavior and Adherence to Dietary Prescriptions in Obese Adult Subjects Treated with 5-hydroxytrophan, American Journal of Clinical Nutrition 1992, November, 56(6)

Cryan, J. und Dinan T.: Mind-altering Microorganisms: The Impact of the Gut Microbiota on Brain and Behaviour, National Review of Neuroscience 13:701-12

Fernstrom, J.D.: A Perspective on the Safety of Supplemental Tryptophan based on its Metabolic Fates, Journal of Nutrition 2016 December; 146 (12)

Czaja, Sandra: Hungersnot-Forschung, in: www.spektrum.de, 30.10.2008

Domschke, Katharina: Genes and Gender – Das COMT Gen und psychische Erkrankungen bei Frauen, Die Ärztin, November 2009, 56. Jahrgang

El-Mallakh R.S., Paskitti M.E.: The ketogenic Diet may have mood-stabilising Properties, Department of Psychiatry and Behavioral Sciences, University of Louisville School of Medicine, Kentucky 40292, USA. DOI: 0.1054/mehy.2001.1446. Published: December 2001. Retrieved January 26, 2017

Hodmann-Jeddi, Christina: Darmbakterien beeinflussen psychische Gesundheit, Pharmazeutische Zeitung, 5.2.2019

Hoffmann, Kyra und Kauffmann, Sascha: Die Gut-Brain-Axis, COMED Juli 2013

Hadhivassiliou, M. und Davies-Jones, A.B. et al.: Dietary Treatment of Gluten Ataxie, Journal of Neurological and Neurosurgical Psychiatry 2003, 74, 1221-1224

Kuklinski, Bodo und Fuchs, Norbert: Methylgruppen-Stoffwechsel, OM und Ernährung, Nr. 156, 216

Lambert, G. und Reid, C. et al.: The Effect of Sunlight and Season on Serotonin Turnover in the Brain, The Lancet, Volume 360, December 2002

Langenbach, Jürgen: Die genetische Landkarte des Menschen, Die Tageszeitung (taz), 24.12.1991

Palmer, Christopher M., Javier Gilbert-Jaramillo and Eric C. Westman. The ketogenic Diet and Remission of Psychotic Symptoms in Schizophrenia: Two case Studies, Schizophrenia Research 208 (2019): 439

Papenberg, Goran, Bäckman, Lars et al.: COMT Polymorphism and Memory Dedifferentiation in Old Age, Psychology and Aging, 2014, 29(2): 374-83

Patrick, R.P. and Ames, Bruces: Vitamin D and the Omega-3 fatty Acids Control Serotonin Synthesis and Action, FASEB Journal, June 2015, 29(6): 2207-22

Reardon, Sara: A complete Human Genome Sequence is close: How scientists filled in the Gaps, www.nature.com, June 4 2021

Reisdorf, Simone: Wer depressiv wird, hat meist auch ungünstige Gene, www.aerztezeitung.de, 07.01.2020

Röcker, Annika: Wie Sport unsere Zellen verändert, in www.spektrum.de, 28.05.2000

Sangiovanni, Enrico und Brivio, Paola et al.: Botanicals as Modulators of Neuroplasticity: Focus on BDNF, Neural Plasticity 2017, December 31 2017

Verhessen R.h. und Schweitzer C.: Micronutrients and Amino Acids, Main Regulators of Physiological Processes, Medical Hypotheses, October 2009

Walder, Deborah J. und Trotman, Hanan D. et al.: Catechol-O-Methyltransferase Modulation of Cortisol Secretion in Psychiatrically at Risk and Healthy Adolescents, in: Psychiatrie and Genetics, August 2010; 20(4): 166–170

Yehuda, Shlomo: Omega-6/Omega-3 Ratio and Brain-Related Functions, World Review of Nutrition and Dietetics, Vol 92, 37-56

Young, Simon N.: How to increase Serotonin in the Human Brain without Drugs, Revision of Psychiatry and Neuroscience 2007: 32(6)

Ärztezeitung online vom 18.5.2011: Entsteht Angst im Darm und nicht im Kopf?

Ärztezeitung online vom 18.3.2018: Arzneimittelmissbrauch: Doping für die Nerven

Ärztezeitung online vom 01.10.2019: Häufiger Depressionen diagnostiziert

Deutsches Ärzteblatt (2013): Intestinale Mikrobiota: Ein »Ökosystem« mit Potenzial, 110(8): A320

Deutsches Ärzteblatt, Gen bestimmt Placebowirkung, 24.10.2012

www.scienexx.de: Ein Gen macht aggressiv – Was eine Mutation im MAO-A-Gen mit einem Gerichtsurteil zu tun hat, 08.06.2012

www.scienexx.de: »Altruismus-Gen« entdeckt – COMT-Gen beeinflusst Hirnstoffwechsel und Grad der Selbstlosigkeit, 08.11.2010

www.mpg.de: Das Protein für Schnellentscheider, 12.10.2009

www.pharmazeutische-zeitung.de: Darmbakterien beeinflussen psychische Gesundheit, 5.2.2019

www.spektrum.de: Frank Schubert. 20 Jahre Humangenomprojekt: Verstanden haben wir unser Erbgut noch lange nicht, 15.02.2021

www.wissenschaft.de, 20.1.2015: Heute ruhig, morgen süchtig? Forscher warnen vor der Langzeitwirkung des ADHS-Medikaments Ritalin

Zeit online: Nina Bust-Bartels 6.3.2013: Auf den Lernrausch folgt die Einsamkeit

Zeit online: Christian Heinrich 3.6.2018: Antidepressiva – wenn die helfenden Pillen abhängig machen

INTERNET

www.apollohealthco.com
www.apo4.info
www.arznei-telegramm.de
www.bfarm.de
www.de.statistica.com
www.dge.de
www.diagnosisdiet.com
www.ec.europa.eu
www.efsa.europa.eu
www.epigenome.org
www.gen-ethisches-netzwerk.de
www.hcfricke.com
www.hugo-international.org
www.hygeanum.radler-pohl.de
www.ihec-epigenomes.org
www.ingo-froboese.de
www.internationalgenome.org
www.iversongenetics.com
www.jodmangel.de
www.juliatulipan.at
www.lchf-deutschland.de
www.lichtbiologie.de
www.melatoninfacts.org
www.mercola.com
www.mpg.de
www.mri.bund.de
www.mthfr.net
www.mykotroph.de
www.nervenpower.de
www.netzwerk-frauengesundheit.com
www.neurosciencenews.com
www.ngfn.de
www.psychologytoday.com
www.promethease.com
www.pubmed.gov
www.rarediseases.info.nih.gov
www.scienexx.de
www.selfhacked.com
www.snpedia.com
www.sonnenallianz.de
www.spektrum.de
www.strunz.com
www.ugonder.de
www.walshinstitute.org
www.who.org

Sachwortverzeichnis

Labore in Deutschland für die im Buch genannten Untersuchungen

Biovis Diagnostik MVZ GmbH
Justus-Staudt-Str. 2
65555 Limburg
www.biovis.de

Labor IMD Berlin
Nicolaistr. 22
12247 Berlin
www.imd-berlin.de

Ganz Immun Diagnostics AG
Hans-Böckler-Str. 109-111
55128 Mainz
www.ganzimmun.de

Synlab Labor Südwest GmbH
Otto-Hahn-Str. 18
76275 Ettlingen
www.laborzentrum.org

Praxis Prof. Dr. med. Michael Kramer
Facharzt für Laboratoriumsmedizin
Mönchhofstr. 52
69120 Heidelberg
www.transglutaminase-immunpathologie-labor.de

Folgende Anbieter sind führend in der Gen-Testung bzw. Dekodierung von genetischen Rohdaten

www.23andme.de
www.myheritage.com
www.promethease.com

Bezugsquellen für Rezepturarzneien

St. Martins Apotheke
Bleicherbreite
86154 Augsburg
www.stmartinsapotheke.de

Markt Apotheke Greiff
Marktplatz
94094 Rotthalmünster
www.marktapotheke-greiff.de

Viktoria Apotheke
Bahnhofstrasse 95-97
66111 Saarbrücken
www.internet-apotheke.de

Bezugsquellen für Nahrungsergänzungsmittel

www.viabiona.com
www.dr-wichmann.com
www.centrosan.com
www.vitabasix.com
www.tisso.de
www.natuerlichlangleben.de
www.norsan.de
www.strunz.com

Bezugsquellen für Heilpflanzen und Kräuter

www.direktvomfeld.eu
www.phytoessencia.de
www.ceresheilmittel.de
www.schoenberger.com
www.bremer-gewuerzhandel.de
www.herbathek.com

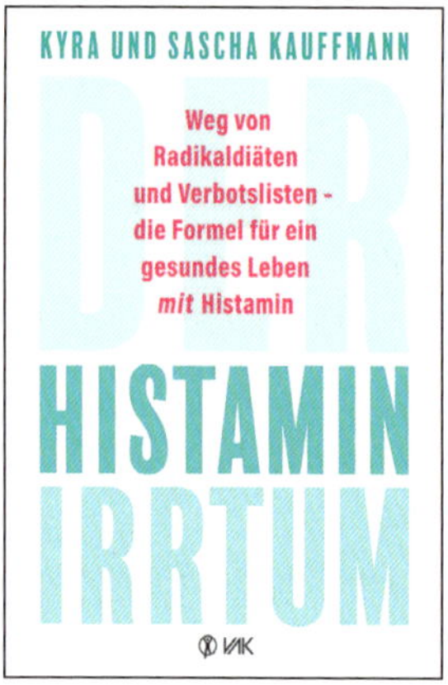

Kyra und Sascha Kauffmann:

Der Histamin-Irrtum

Weg von Radikaldiäten und Verbotslisten

Histaminintoleranz ist oft die letzte Erklärung, wenn diffuse Beschwerden wie Verdauungsprobleme nicht nachlassen und alle Behandlungsansätze wirkungslos bleiben. Als Ausweg wird dann eine erhebliche Einschränkung der Ernährung verordnet. Doch diese bleibt häufig wirkungslos, weil die Beschwerden in erster Linie nicht durch histaminhaltige Lebensmittel entstehen, sondern durch das Histamin, das unser Körper selbst produziert. Die Autoren erklären, wie es gelingt, den Histaminhaushalt wieder in Balance zu bringen.

224 Seiten, zahlreiche Abb., vierfarbig, Klappenbroschur (16,5 x 22,5 cm), ISBN 978-3-86731-238-7

Datis Kharrazian:

Was ist bloß mit meinem Gehirn los?

Wie Funktionsstörungen entstehen

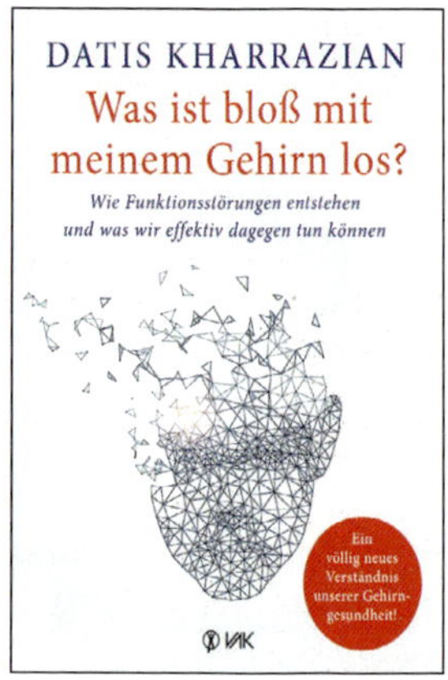

Gedächtnisverlust, Konzentrationsstörungen, schnelle Ermüdbarkeit – von all diesen Symptomen sind immer mehr Menschen bereits in jungen Jahren betroffen. Der Autor stellt einfache, aber wirkungsvolle Strategien vor, die auf das Gehirn wie ein „Verjüngungskur“ wirken und erklärt, was jeder selbst für ein gesundes Gehirn tun kann. Er betrachtet das Gehirn ganzheitlich und verknüpft dabei wissenschaftliche Erkenntnisse aus der Neurobiologie mit Methoden der Naturheilkunde.

608 Seiten, 9 Abbildungen, Paperback (17 x 22,5 cm)
ISBN 978-3-86731-208-0

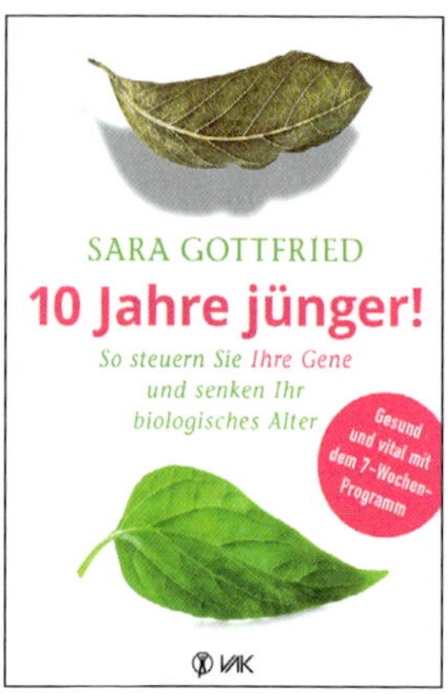

Sara Gottfried:

10 Jahre jünger!

So steuern Sie Ihre Gene und senken Ihr biologisches Alter

Die Frauenärztin Sara Gottfried verbindet Erkenntnisse aus der Epigenetik mit dem Thema Frauengesundheit und Älterwerden. Unsere Gene sind kein Schicksal, denn viele Altersbeschwerden sind nicht genetisch festgelegt, sondern werden durch eine ungesunde Lebensweise verursacht. Dr. Gottfried stellt ein 7-Wochen-Programm vor, mit deren Hilfe sich „schlechte Gene“, die Alterungsprozesse begünstigen, ausschalten und „gute Gene“ anschalten lassen.

432 Seiten, Klappenbroschur (15 x 21,5 cm)
ISBN 978-3-86731-189-2

Abonnieren Sie unseren Newsletter (gratis) unter: www.vakverlag.de

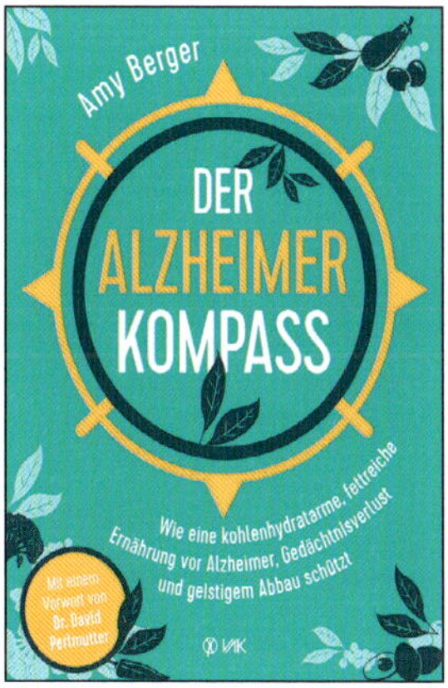

Amy Berger:

Der Alzheimer-Kompass

Wie eine kohlenhydratarme, fettreiche Ernährung vor Alzheimer, Gedächtnisverlust und geistigem Abbau schützt

Das umfassende Aufklärungsbuch über Alzheimer bietet die neuesten Studienergebnisse allgemeinverständlich zusammengefasst und alltagstaugliche Strategien gegen die Krankheit. Im Mittelpunkt stehen Ernährung, Stoffwechsel und die richtige Lebensweise. Demenzerkrankungen lassen sich so behandeln oder sogar verhindern.

336 Seiten, Klappenbroschur (17,5 x 24 cm)
ISBN 978-3-86731-225-7

Lee Know:

Die Mito-Medizin

Wie Sie Ihre Zellkraftwerke schützen, Krankheiten heilen und lange leben

Warum altern wir? Welche Verbindung besteht zwischen Alzheimer und Herzinfarkt? Was haben chronische Erschöpfung und Stress mit dem Stoffwechsel zu tun? Die Antworten auf all diese Fragen liefern die Mitochondrien, die unsere Zellen mit Energie versorgen. Wenn wir verstehen, wie sie funktionieren, verstehen wir auch, wie wir bis ins hohe Alter gesund bleiben können. Hier erfahren Sie, wie Sie Ihre Mitochondrien gesund erhalten können.

320 Seiten, 11 Illustrationen, Paperback (15 x 21,5 cm)
ISBN 978-3-86731-212-7

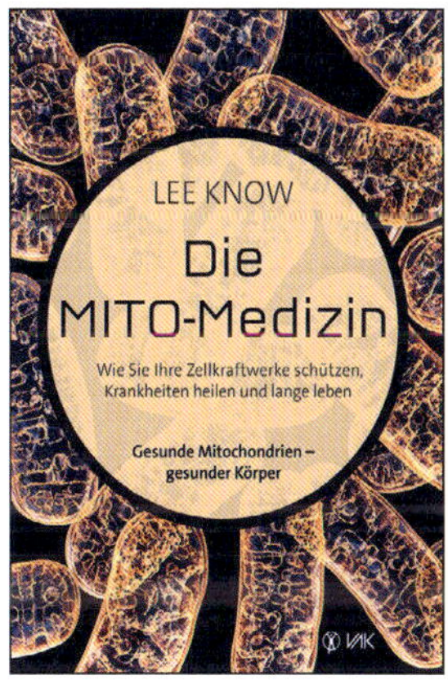

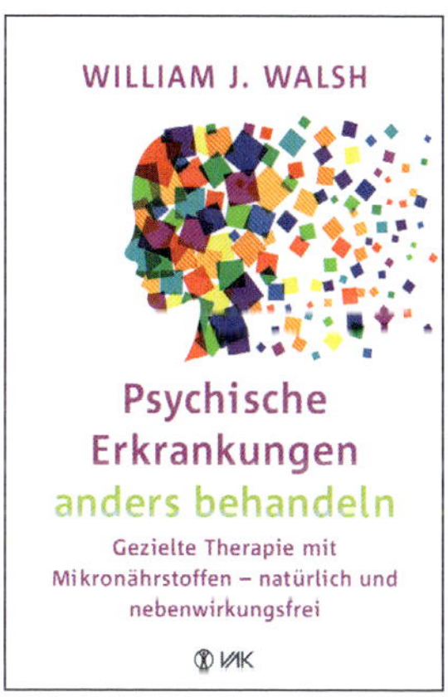

William J. Walsh:

Psychische Erkrankungen anders behandeln

Gezielte Therapie mit Mikronährstoffen – natürlich und nebenwirkungsfrei

Die Behandlung psychischer Erkrankungen mit Psychopharmaka entspricht nicht mehr dem aktuellen Stand der Wissenschaft. Als deutlich wirksamer und gesünder erweisen sich natürliche Behandlungsformen mit Mikronährstoffen statt Medikamenten, denn natürliche Nährstoffe spielen eine Schlüsselrolle für die Gehirnfunktion.

288 Seiten, Paperback (15 x 21,5 cm)
ISBN 978-3-86731-181-6

Bestellen Sie unsere kostenlosen Kataloge unter: www.vakverlag.de